JN029862

作業を基盤に、
我々の健康と幸福を考える

「作業的写真」
プロジェクトとは

小田原悦子
ODAWARA ETSUKO

幻冬舎MC

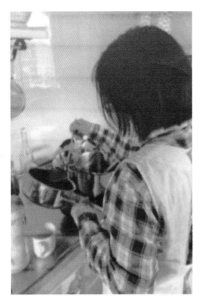

図：0-1　朝食作り
（P9）

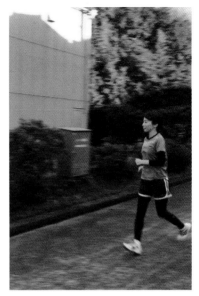

図：0-2　ランニング
（P10）

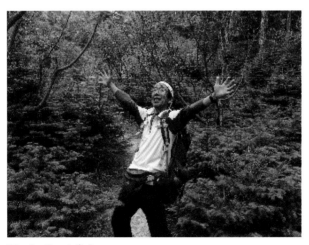

図：0-3　山歩き
（P11）

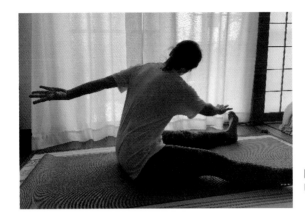

図：0-4
ピラティス
（P11）

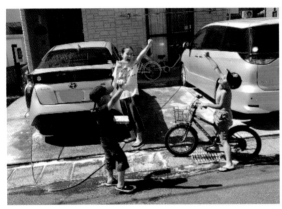

図：0-5
洗車
（P12）

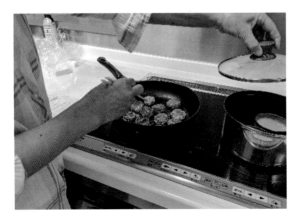

図：0-6
食事の準備
（P13）

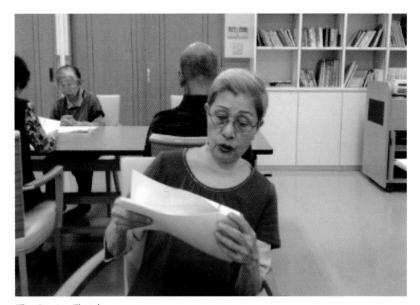

図：3-1　歌の会
（P57）

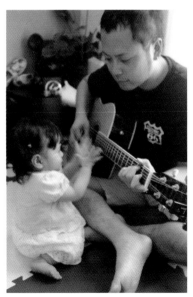

図：4-1　ギターを弾く
（P72）

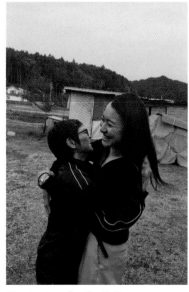

図：4-2　ブラジル旅行
（P75）

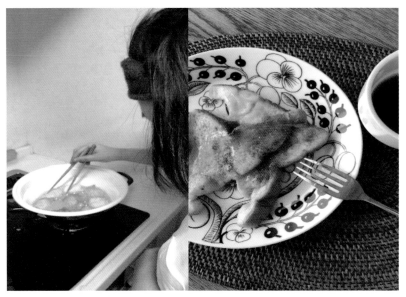

図：4−3　コロナ自粛
（P81）

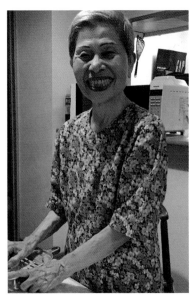

図：4−4　ホームパーティー
（P83）

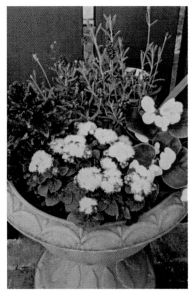

図：4−5　テニスとガーデニング
（P91）

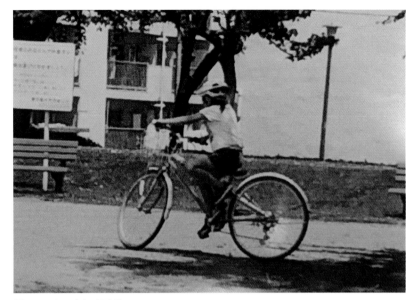

図：4-6　自転車乗り
（P95）

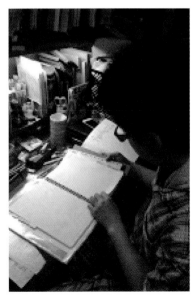

図：4-7　勉強をする
（P97）

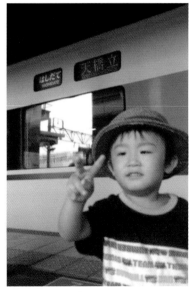

図：4-8　帰省
（P101）

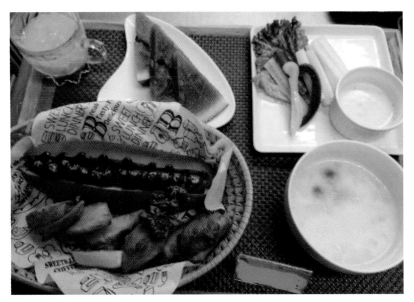

図：4−9　料理をする
（P103）

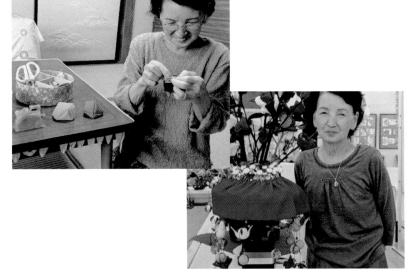

図：4−10　縫い物をする
（P113）

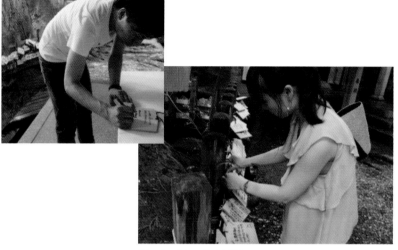

図：4-11 子宝祈願
（P119）

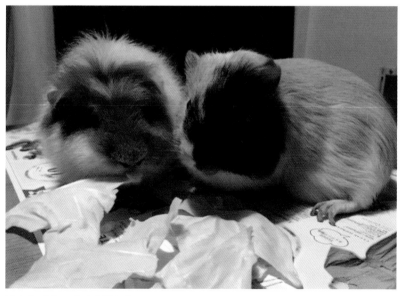

図：4-12 ペットと暮らす
（P125）

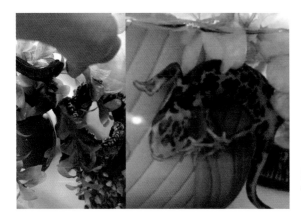

図：4-13
ペットの世話
（P135）

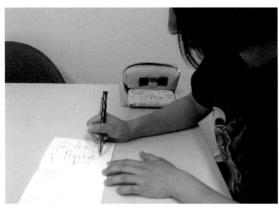

図：4-14
面白いノート
（P141）

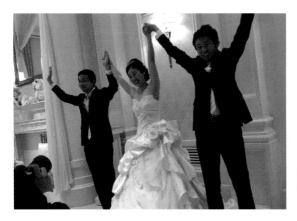

図：4-15
結婚披露宴をする
（P145）

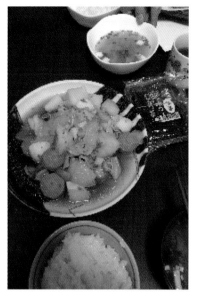

図：4-16　初めての一人暮らし
（P147）

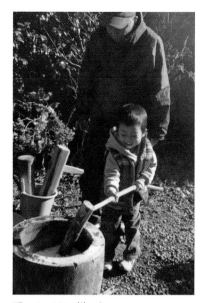

図：4-17　餅つき
（P150）

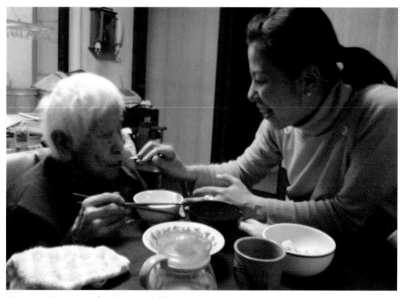

図：4-18　私のばあちゃんの介護
（P153）

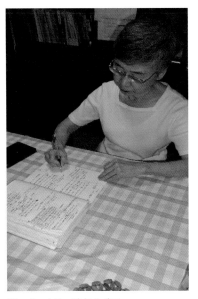

図：4-19　俳句を作る
（P157）

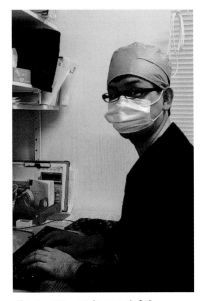

図：4-20　面白いことを言う
（P159）

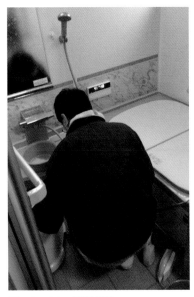

図：4-21　風呂掃除
（P167）

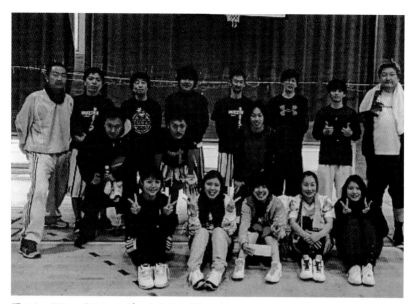

図：4-22　バスケットボールをする（社会人）
（P171）

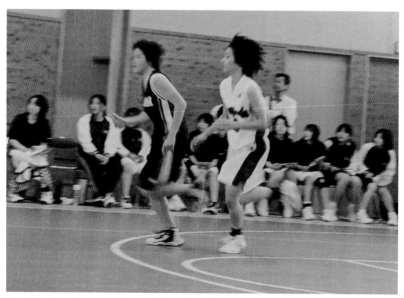

図：4-23　バスケットボールをする（部活）
（P177）

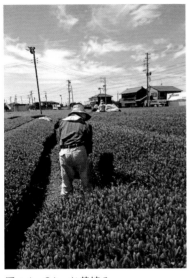

図：4-24　お茶摘み
（P183）

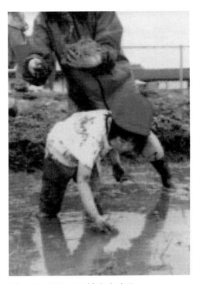

図：4-25　田植えをする
（P189）

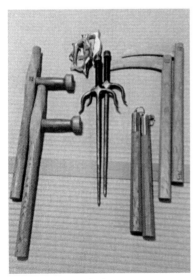

図：4-26　古武道
（P193）

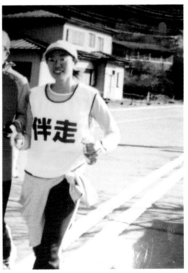

図：4-27　伴走をする
（P201）

作業を基盤に、我々の健康と幸福を考える

「作業的写真」プロジェクトとは

献 呈

人々の健康増進に貢献するために、日本に作業科学の理念と知識を導入しようと尽力された佐藤剛博士、Florence Clark 博士、Ruth Zemke 博士に捧げる

序

　1995年当時、札幌医科大学保健医療学部の学部長をされていた佐藤剛博士が、日本で初めて開催した第一回作業科学セミナーに南カリフォルニア大学の教授仲間を招待し、私は同僚のFlorence Clark博士OTRと喜んで参加しました。我々は、カンファレンスに参加している作業療法士の作業の理解に対する関心と熱意に感銘を受けました。特に参加者の一人、経験のあるセラピストで教員だった小田原悦子のエネルギーは注目に値するものでした。彼女はその後すぐに南カリフォルニア大学の修士学生となり、博士課程に進みました。悦子は、作業的存在としての人間、そして、作業とは我々が日々すること、そして、我々の時間を占めるものであるという我々の作業の考えを翻訳することの難しさを、我々が理解できるように助けてくれました。それは、言語の翻訳だけでなく、文化の翻訳でした。彼女はこれらの考えを獲得しようと努力し、私たちは彼女の博士研究完成の前後に長い時間をかけて、異なる二つの文化における意味と生活と人生との関係について議論しました。私は1998年から2003年に札幌医科大学で客員教授を務めましたが、その着任当初に小田原博士は、私の助手を引き受けてくれました。私は周りの人々が使う言葉で読み、書き、話すことができず、私の学術的スキルは役に立ちませんでした。彼女は、私がうまく生活し働けるように、日常の作業スキルを獲得できるように手助けしてくれました。それまで私はいつも自立（independence）こそが幸せなライフスタイルと考えていましたが、彼女の助けで、相互依存（interdependence）も

幸せなライフスタイルになりえると理解するようになりました。私の持つアメリカ（西洋哲学、文化）の視点が、「私がどのように作業を定義づけ、述べ、教えるか」を形づくってきたことに気づきました。私の視点の中のいくらかの部分のみが、日本のように異なる文化の学生やセラピストにとって役に立ち、実際に翻訳可能であることがわかってきました。

　長年の間、小田原博士は自身の文化的視点を反映させて、作業の理解と作業科学研究を展開させてきました。それは彼女が学生やセラピストやクライアント／患者と行ってきた仕事に反映されています。それは理論的背景を基盤にし、実際的な方法で紹介されています。一つの例は、人々が自分や他の人を作業的存在として語り、考え始める能力を開花させ、励まし、深めるために、彼女が「作業的写真」と名付けたものを使うことです。参加した人は、自分や親しい人が作業（活動）をしている写真を探り、写真の中で起こっていることを話す機会に出会い、作業について学びます。出来事を探索するうちに、ストーリーが紡がれ、作業の重要な要素が話されるはずです。そうするうちに、参加している人やグループは、我々の日常の作業の複雑さ、そして我々は誰なのか、ライフスタイルとは何なのかを決める上で作業が果たす重要な役割について、広い理解を獲得します。

　作業的写真を踏まえて、人々は日常の作業と健康（精神的および身体的健康）の関係をよりよく理解することが可能になります。小田原博士は、この本を説明の出発点として使うことによって、作業科学と作業療法がどのように作業を通して健康の増進、維持、回復に貢献するかを理解するプロセスに重要でユニークな貢献を果たしています。私は小田原博士の仲間の一人

であることを誇りに思い、多くの方々が作業の理解を推し進めるために彼女のエネルギーを役立てるようにこの本が手助けできることを嬉しく思います。

2020 年 11 月 25 日
Dr. Ruth Zemke, Ph.D., OTR, FAOTA
南カリフォルニア大学名誉教授
作業科学作業療法学部
ロスアンゼルス、カリフォルニア、アメリカ合衆国

目　次

はじめに

 作業的写真とはこんな感じです

> 作業的写真とは
> 写真と対話を通して
> 作業の見方を獲得するための
> 実践的プロジェクトです。
> あなたが作業的存在としての人を理解し
> 作業と健康を理解できるように
> 援助することを目的とします。

「作業的写真」という耳慣れない言葉に何のことだろうと思われたかもしれません。

　作業とは、我々が日常的にすること、活動のことです。作業的写真とは、日常の作業の写真を使って、作業と健康について考えるプロジェクトのことです。日常生活で作業をしている写真を見ながら話を聞いて、作業と健康・ウェルビーイング（wellbeing とは、良好な状態のことです。しばしば幸福、安寧、健康感と訳されます）について理解を深めるプロジェクトです。この作業的写真についてお伝えするのが、この本の目的です。私は、この方法を参考にして、あなたが作業的写真を実

践できることを期待しています。基礎となる考え方や実際の方法については、後の章でじっくり述べていきますが、実際の写真を見ていただくところから始めたいと思います。

　まず、いくつかの例をご紹介します。ご覧いただくのは、私の学生や身近な人々が持ってきた作業の写真とその時に聞いたお話の要約です。実際の写真を見て、作業的写真の雰囲気をつかんでください。

　この本に出てくる人達の名前は全て仮名を使います。本文の写真は白黒ですが、臨場感のあるカラー版を口絵として巻頭に掲載しましたので合わせてご覧ください。

作業の見方

満さんは母親の朝の日課について話しました。

　満さんの母親は4年前から、家族の朝食と弁当を作っています。そのために毎朝4時半に起き、ゆっくりお茶を飲み、朝の日課を開始します。

　母親は家族のみんなが元気で過ごせるように朝食と弁当を作ります。母親にとって、家族が健康に過ごせるように、仕事や勉強やそれぞれの活動ができるように支えることは価値があることです。朝食と弁当作りは、母親と家族の生活リズムも整えています。

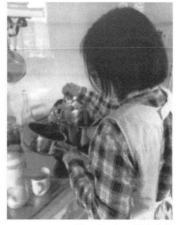

図：0-1　朝食作り

由美子さんが趣味のランニングについて話しました。

　由美子さんは 20 代後半の女性です。平日、由美子さんは病院の空調の効いた空間で終日働き身体を動かしたくなるので、仕事の後は近所を 4〜5km 走り汗をかいてリフレッシュします。

休日にはもっと長い距離を走り、マラソン大会に参加するのも楽しみにしています。学生時代は中距離選手としてこつこつ努力して、記録を伸ばすことを大切にしてきたので、由美子さんにとって走ることは、コツコツ努力を積み上げることを意味し、自分の自信となってきました。今は走ることで手軽にリフレッシュしています。

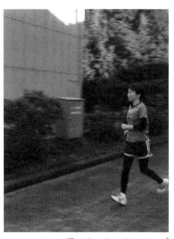

図：0-2　ランニング

太一さんが長年続けている山歩きについて話しました。

　太一さんは 60 代後半の退職者、妻と二人暮らしです。今はボランティア活動、孫や母親の世話をしています。中学生の時に山歩きを始め、働き盛りの若い頃は、夜行列車で現地入りし、山に登り、夜行列車で帰宅し、翌日は仕事に戻るという詰まったスケジュールが普通でした。重い荷物を背負って高い山に挑

戦し、力いっぱい急な坂を登る
ことに集中することが大好きで
した。今は、体力、安全面を考
慮し、ゆっくりしたスケジュー
ルを組み、同行する妻と一緒に
山の花や鳥、景色を味わい、登
山の前後には温泉も楽しむよう
に変化しています。

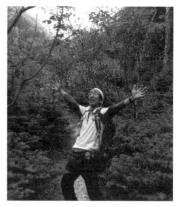

図：0-3　山歩き

作業の見方

咲子さんが母親のピラティスについて話しました。

　咲子さんの母親は長年保育の仕事を続けて、腰痛に悩んできました。週一回ピラティスのクラスに友達と参加するようになり、腰痛が軽くなって気持ちが楽になったと喜んでいます。自宅でも実践しています。リフレッシュにもなるし、自分の姿勢に注意する習慣が身についたそうです。身体の調子がよいのが

うれしいと、週一回
のクラス参加を楽し
みにしています。母
親にとって、動ける
身体であり続けるこ
とが大事であり、先
の楽しみになってい
ます。

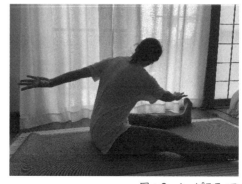

図：0-4　ピラティス

龍太さんは恒例となった子どもたちとの洗車について話しました。

　龍太さんは40代の教員で妻と3人の子どもがいます。朝から夜まで仕事で忙しく、週末も子どもたちと一緒に何かする機会はほとんどありません。5年前の夏に子どもの一人が龍太さんの洗車に興味を持ち手伝い始めましたが、ホースの水を怖がり、すぐに屋内に逃げてしまったことがありました。その後、徐々に子どもたちは父親を手伝うようになり、スポンジを使って車を洗い、水をかけている子どもたちを見ると、龍太さんは頼もしさを感じるようになりました。この夏は、3人が父親に水をかけようと楽しそうに団結している姿(写真)を目にし、水を怖がらなくなった子どもたちの成長を喜んでいます。

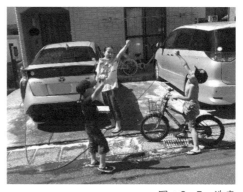

図：0−5　洗車

良美さんは中年女性です。お世話している高齢者の家事援助について話しました。

　良美さんが現在お世話している自宅生活のお年寄りの家事援助で、特に、創意工夫しているのが食事の準備です。おいしいものを食べて、元気に過ごしたいという希望を叶えるために、

持病、消化吸収、嚥下を考慮し、好き嫌いをクリアして、季節を味わえ、栄養バランス良好な皿を数多くお出しするために、

手間を惜しまず工夫を凝らし調理しています。喜んで食べてもらうことが良美さんには喜びで、お世話を価値のあることにしています。

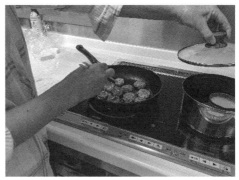

図：0-6　食事の準備

作業的写真が誕生するまで

　この作業的写真はどのように生まれたのですか？　どうして必要ですか？という声が聞こえてきそうです。作業的写真が誕生するまでのことをお話ししますので、耳を傾けていただけると嬉しいです。

　作業的写真は私が臨床、教育、研究で学んだことを土台にしていますが、私の個人的な経験が大きなきっかけになっています。私はそれをきっかけに作業療法に興味を持ち、現場で働くうちに作業がわからなくなり、模索し、作業科学に出会い、納得できる作業の見方を学ぶことができました。この新しい見方を学生や作業療法士の仲間に伝えるために作業的写真を始めました。

●作業療法に興味を持ったきっかけ

22歳の時、私は親からの自立を目指す文系の大学生でした。やっと会社勤めの内定を取り付けた後に、弟が交通事故に遭い、彼の生命も生活も危うくなりました。その後手術を繰り返し、入退院が続きましたが、当時の私は医療の知識がなく、全く予後を理解していませんでした。私は単純に弟の回復を信じ、最初の予定通り社会人生活をスタートさせましたが、間もなく、「私が会社勤めを続けるのは何か違う」、「これは、弟の、そして、私の一生に関わることだ」と考えるようになりました。私は会社を辞め、実家に帰り、弟の病院に通いましたが、弟の状態はなかなか改善しませんでした。

そのころ、リハビリテーションという分野には、理学療法士、作業療法士という仕事があることを耳にしました。私の住む街には、作業療法士はいなかったし、養成校もありませんでした。町の本屋で見つけたリハビリテーション関係の本は上田敏先生著の『目で見るリハビリテーション医学（第1版）』（1971）とボバース法の専門書の訳本の2冊だけでした。専門書はまったく意味不明でしたが、『目で見るリハビリテーション医学』に書かれた世界に私は魅せられました。久しぶりの明るい経験でした。障害者がみんな社会の中のどこかで、生き生きと過ごす、楽しく生きる。患者たちがベッドから抜け出て楽しそうに動き回る。そんなイメージを私はその本に見出しました。そのための専門職として、理学療法士と作業療法士が紹介されていました。作業療法士とは、患者さんが社会のどこかで生き生きと生きるのを援助する仕事だと、私は理解しました。私は元々絵を描いたり物をつくることが好きなので、作業療法のものを

作るところにも強く興味を引かれました。弟も歩行訓練をすれば歩けるようになり、学校にも行けるような気がしました。リハビリテーションの世界で、弟が生き生きと変わっていけるような気がしました。

　これがきっかけとなり、私は養成校に入学しました。私の受けた教育は、医学モデルの色合いが強いものでした。骨をスケッチし、筋肉、神経の名前を覚え、疾患別の作業療法の知識、方法を学びました。知的好奇心で、がむしゃらに、専門職の知識を吸収し、難しい授業も実習も一応興味を持って参加しました。専門知識としては、何よりも筋力テスト、関節可動域テスト、日常生活動作訓練が印象に残っています。一方、私の弟が地域の中で幸せに暮らすというイメージと作業療法がどのように結びつくのかは不明のままでした。私には何が作業療法なのかよくわかりませんでした。卒業式のパーティーで「作業療法とは何かを探しに行きます。ありがとうございました」と言ったことがはっきりと記憶に残っています。私は、患者さんが生活しやすくなるように、生き生きするように手助けしようと病院勤務の作業療法士になりました。

●作業療法っていったい何だろう？

　私は病院で患者さんや高齢の方々のために働いた後、大学の作業療法学科の教員になりました。病院やデイケアの作業療法士として、どうやったら目の前の患者さんが、身の周りのことや、したいこと、必要なことができるようになるのかをああでもないこうでもないと考え工夫するのは、大変だけど楽しい時間でした。人のために何かできることは喜びでした。しかし、専門

職として患者さんのために忙しく働いているときも、学生相手に講義をしているときも、やりがいは感じるのですが、私の中には「作業療法って何？」という、すっきりしない感じが立ち込めていました。きっと多くの作業療法士、学生さんがそうだと思います。私はこの仕事をうまく説明できないために、長い間自分の仕事になんとなく自信が持てませんでした。作業療法って何？　兄弟のように扱われる理学療法との違いは何？患者さんの役に立っているのだろうか？　社会の役に立っているの？などの疑問に悩んでいました。私のやっていることは自己満足だろうか？　私はどうやったら自分がついている作業療法士の仕事に自信を持てるのだろう、と考え込むことが増えていきました。

　弟は引き続き入院していました。私が訪ねると、機能訓練がままならない弟は、病院の端にごろんとしている感じでした。やっと自宅生活が始まったとき、食事以外の日常生活のほぼ全般で介助を必要とする状態でした。私と家族は他の人たちと協力して弟の身の回りの世話をしながら、何とか彼が好きなことを一緒に楽しもうと努めました。限られた生活の中で弟が喜んでできることが大きな意味のある作業と感じるようになりました。

　弟のお気に入りは、TVの「一休さん」を大音量で見ること。私たち家族とトランプでゲームをすること。他に、キーボードでビートルズを片手で弾くこと。家族が顔を合わせてご飯を食べることでした。家族で出前のうな重を食べ終わると、弟は残った家族全員分のタレの容器をバランスよく積み上げることに挑戦し、私がそのバランス作品を写真に撮ると、得意満面でご機

嫌でした。近くの公園に車いすで散歩し、馴染みの老人たちと話したり、花見をするのもお気に入りでした。

　弟が自宅に帰ってきたころに、私は大学に移り、学生に疾患別の作業療法の知識や技法を教え始めました。しかし、臨床で経験した作業療法の面白さやすばらしさを学生に伝えようといくら頑張ってもうまく言葉にできません。そのモヤモヤと何とかしたい焦りが私をイライラさせました。授業中に学生に対してこんな問いかけをしてクラスをシーンとさせては、空回りしていました。「サザエさんのカツオ君が交通事故にあって、C6頚髄損傷をおったら、カツオ君の生活はどうなるでしょう？」と聞かれた学生から見ると、私は熱心だがなんだか変に難しいことを話す先生に映っていたと今では思います。そんな時に、弟は自宅生活が困難になり再び入院し、後日亡くなりました。葬式や片づけの後、私は空虚になり毎日寝てばかりいました。

●新しい作業の見方に出会う

　どうにか元気になった私に浮かんだ考えは、「今は長年の謎を探索する時だ。作業療法って何かを探しに行こう」でした。私の頭には、真っ赤なナップザックを背負って、色んなところを探し回る自分の姿がありました。作業療法のすばらしさを伝えようとしたときに経験した言葉にならない感覚を「すっきりさせたい」という欲求でした。国内にピンと来る学びの場所を見つけられなかったので、留学することに決め、準備を始めました。

　そして私が1996年に留学先の南カリフォルニア大学で出会ったのが、作業科学でした。1917年にアメリカで始まっ

た作業療法の基本理念に基づく学問であると紹介されました。人々の健康に貢献するために、作業を研究の中心に置き、作業的存在としての人間を研究します。人々を援助して、健康・ウェルビーイングを促進する作業療法を支える理論・知識を産生することを目的とする学問であり、社会科学のひとつであると説明されました。そう言われても、当初、よく理解できませんでしたが、私は期待に興奮していました。

　作業科学を学ぶにつれて、私の迷いは少し晴れていったようです。それまで自分が馴染んできた作業療法は、かなり限られた見方で人間を見ているのではないかと考えるようになりました。自分が持っていた治療者側からの一方的な見方にも気づくようになりました。同時にそれは専門職の持つ難しさであるとも考えるようになりました。私は、どんどん作業科学の持つ、広い視野で人間と健康を研究する位置づけに深く魅せられるようになりました。

　困っている人の生活の再構築を支えるヒントは、私が作業科学から学んだ大切なことのひとつです。人間には、計測できる力や運動機能だけでなく、生活そして人生があり、価値観があり、社会の中で影響し合いながら、自分の意志で生きているということに気づくようになりました。人は作業（日常の活動）を通して、意志を持って、前に進み、周囲に対処しようとして生きているとイメージするようになってきました。作業は我々が生きることそのもので、作業をその人の見方で理解し、作業を通してポジティブな方向を目指すことが、その人自身をサポートすることになります。そのような作業の見方が大事なの

です。作業的存在として人間を見ることには、先に続く物語を
つくることを可能にする、明るくする、回復を手助けする可能
性があると考えるようになりました。

　留学後、再び大学に勤務し、自分が納得した作業の見方を学
生さんや作業療法士の仲間たちに伝えようと授業、勉強会、ワー
クショップを続けてきました。試行錯誤の結果、作業の見方を
学ぶには、リアルに生活している人（自分自身、自分の身近に
いる人）の話に耳を傾けて、日常の作業を理解する実践練習を
積み重ねることが必要であることがわかってきました。そして、
聞き手と話し手がうまく作業の話を共有できるようにするため
に、写真の力を利用することにしました。私の弟がうなぎのタ
レの容器を積み重ねた写真にはリアルな作業の力が表れていま
した。このプロジェクトにも、そんな日常の作業を映した写真
の力を利用しています。その結果誕生したのが、実践的プロジェ
クト「作業的写真」なのです。

 ## この本の内容

　第1章は、この本の目的と読者の方々への挨拶から始まりま
す。次に、作業的写真の立ち位置と題して、この本で扱ってい
る日常の作業がもう少しわかりやすくなるように、話します。
その後に、作業と健康について前にお見せした6枚の写真を
例に考えてみます。次に、日常生活の中で作業はどのように行
われ、どのように人々の健康とかかわっているのかを考え、作

業の特徴について述べていきます。

　第２章は、この本の理論的基盤についてです。作業的写真はあなたが作業の見方を獲得できるようにお手伝いします。その理論的よりどころとしている作業科学の考え方についてお話しします。少し硬い内容かもしれませんが、作業的写真の土台であり、考え方のルーツですので、読んでみてください。

　第３章では、作業的写真プロジェクトの進め方を手順を踏んで具体的に説明します。

　第４章では、リアルな作業的写真とお話を多数載せてあります。私の身近な方々に協力していただき、興味深い写真とお話を集めることができました。27例も掲載できました。多彩な種類の日常の作業が登場しています。作業の多彩さと豊かさを十分に味わってください。日常生活に作業はどのように表れ、周囲の環境、状況と関わりながら、変化し、どのように健康と絡んでいるのか、実際の人々の写真とお話から理解を深めてください。日常の作業と健康・ウェルビーイング（良い状態）の色んなあり様を見ていただけると思います。27例の写真とお話にはそれぞれ、私が解釈した、作業の形態、作業の機能、作業の意味をまとめました。解釈の内容は、人によって多少異なるものですから、絶対の正解ではありませんが、参考にはなると考えています。皆さんが、この「作業的写真」を参考にご自分のプロジェクトを実践して、作業、作業と健康、作業的存在を通して、人間について理解を深めていただきたいと願っています。

第1章

作業的写真の目的と
立ち位置

作業的写真の目的

　この本は、日常の活動、つまり、我々が実際の生活でやっている「作業」と「健康」について理解し、作業の見方を深めるための「作業的写真」という方法について書いています。この本の目的は、読者であるあなたがプロジェクトの参加者として、作業の見方を獲得するのをお手伝いすることです。「作業の見方」の実践練習、「日常の作業と健康を考える」ヒント、「人を作業的存在として理解する」指南書と考えてください。

　このプロジェクトを通して、「日常的な作業」と健康・ウェルビーイングをリンクさせて考え、作業の見方を獲得できるように、あなたが納得できるようにお手伝いします。

　この本は、読んだ方が作業への興味と理解を掘り下げるよいお供にもなると確信しています。多くの作業療法の学部生、大学院生、作業療法士などに興味を持って読んでいただきたいです。その他に、日常の作業と健康に興味のある一般の方々、他の健康専門職の方々にも喜んでいただけると自負しています。どうやって毎日を元気に過ごそうかと工夫している大人、高齢者の方々にも役立つと考えています。もちろん、将来の仕事として作業療法士など健康関連職を考えている中学生・高校生、人々の健康に興味のある中学生・高校生にも読んでいただきたいです。何より作業療法教育に役立つと考えています。特に作業療法概論等の授業で教科書として最適と考えています。作業的写真は、作業と健康を理解するための手段です。では、もう

少し具体的に作業を考えることから始めることにしましょう。

 ## 作業的写真の立ち位置

●作業って私たちが日常生活でやっていることです

　私たちは毎日色々なことをして生きています。「日常的にすること」を、「活動」と言ったり、「作業」と言ったりします。ここでは、「作業」という言葉を使います。家族で食事する、仕事をする、一人でTVを見る、遊ぶ、旅行する、料理する、デートする、スキーする、パーティーに参加する、散歩する、限りなくあります。作業の表し方にも色々あります。電車に乗ってずっと先で降りることを、通勤するとも、電車に乗るとも、旅行するともいいます。家族と食卓を囲むのは、誕生日のお祝いパーティーかもしれないし、ありふれた朝食かもしれません。名付け方も状況や文化次第です。

●でも、日頃作業をあまり気にしていません

　作業は空気のように当たり前のことで、生活の中にいくらでも転がっています。我々は自分たちの日常生活が色んな作業から成り立っていることに日頃あまり気づいていないけれど、何かの作業をしながら日々を送っていることは確かです。だから、作業はとても身近な存在です。でも、できなくなって初めてその大切さに気づくことが少なくありません。我々ははっきりと意識していても、あまり意識していなくても、何らかの目的を持って、作業をしながら、時間を過ごしています。作業なしに

は、我々は生きていけません。我々にとって作業はこんなに身近なことなのに、だれが、いつ、どこで、どういう作業をどういう風にするのか、そして、人々にとってどんな意味があるのか、健康にどう影響するのか、問題解決の役に立つのか、作業することによってすっきりするのか、元気になるのか、体力がつくのか、学びになるのか、他の人とつながるのか、希望を持てるのか、リラックスするのか、落ち着くのか、状況に適応する手助けになるのか、深く気にすることはあまりないようです。

◉作業と健康に関心があります

健康に関わる仕事や研究分野は世の中に数えられないほどあります。その中で、作業と健康に関わっていますと公言しているのが、作業療法と作業科学です。作業療法は地域に暮らす様々な人々の健康のために日常生活の作業ができるように支援しています。世界作業療法士連盟（www.wfot.org）も日本作業療法士協会（www.jaot.or.jp）もその理念を「人々の健康、ウェルビーイングを促すためには、人々が日常的な活動や地域に参加することが重要である」としています。作業科学は人々の健康に貢献するため、作業を研究し、作業について知識、理論を産生します（Yerxa 他 , 1990）。では、どのようにしたら健康と日常の作業の関係を理解できるでしょう？　その関係に納得できるでしょう？

◉作業と健康を可視化する

我々が日常的にしていること（作業）と健康やウェルビーイング（良い状態）が相互に影響し合っていることを否定する人

はいないと思いますが、その関係は複雑で、はっきり見えにくいところが理解を困難にしています。この捉えどころのなさを克服するためには、作業と健康の関係を可視化する工夫が必要です。「作業的写真」プロジェクトでは、我々の日常の作業を切り取って表現する写真の力と作業科学から学んだ作業の知識・考え方を使って可視化を試みます。メリハリをつけて日常生活の作業と健康の関係を考えるために、作業科学の考え方を理論的基盤に使います。作業科学が研究を通して深めてきた「作業の形態、作業の機能、作業の意味」という視点（Larson, Wood & Clark, 2003; Clark, Wood, & Larson, 1998）を使って、写真の作業と健康を可視化することによって、作業と健康は考えやすくなります。作業的写真はその機会を提供します。

　理論的基盤とする作業科学とは、簡単に言うと、作業的存在としての人間の理解、人間の作業の効果についての知識・理論を産生することを目的に、我々人間の生きることに関わる学問分野である文化人類学、哲学、社会学、心理学、地理学、老年学、脳科学など、多様な学問分野からの知識・概念を活用して研究する学問です。人間の作業（毎日の生活でしていること、してきたこと）を多様な側面から研究することによって、身体的機能だけでなく、社会文化的な側面から理解を深めることが可能になります。その結果は、病気や障害、災害などで損なわれた生活を立て直そうとする人々を援助する時に役に立つと考えられます（Zemke & Clark, 1996）。つまり、作業科学は作業療法士が人々の健康・ウェルビーイングを促進するために貢献するのです（Zemke & Clark, 1996; Clark & Larson, 1993;

Yerxa, 1993; Yerxa 他 , 1990)。

●作業は、広い視野で見る

　作業は、日常の生活にある当たり前の「活動」であり、「すること」であることを述べてきましたが、作業の特徴について話を続けましょう。健康との関係、単独の作業と交流、時間との関係、作業のパターン、習慣などについてです。

　私たちは色々な作業をして時を過ごしています。散歩する、映画を見る、シャワーをあびる、読書、買い物……。作業をしながら、楽しんだり、夢中になって没頭したり、満足したり、一方、退屈したり、くたびれたり、嫌々することもあります。必要に迫られてやることも少なくありません。

　日常の作業は、我々の身体の健康、そしてもっと広い意味の健康に影響しています。日常的な作業との関わりで、我々は健康になりますが、健康が損なわれることもあります。大気が汚染された地域で生活することは健康によくない影響を与えます。ジョギングを継続することは体力増進にいいと言われますが、必ずしもそうではありません。ジョギング中に心筋梗塞を起こすこともあります。タバコは健康に悪いと言われますが、一服することが気分転換に欠かせないという人もいます。

　作業には、一人で行う作業もあれば、他の人々と一緒に、あるいは、協力しないとできないものもあるし、交流しながらする作業も、お互いに影響しながら行う作業もあります。家族や気心の知れた人々と食事をすることによって、栄養をとり、会話を楽しみ、交流を通して、親密感や安心感を高め、親交を深めたりします。共通の趣味のグループに参加して、交流を通し

て他のメンバーと親しくなり、継続して参加するうちに所属感を獲得し、充実感を持つこともあれば、参加の機会に恵まれず、孤立して過ごすこともあります。

　作業は時間経過の流れの中で変わりゆくものです。我々の人生（我々が生きてゆく時の流れ）における作業を考えてみましょう。我々は人生の中で様々な出来事に会い、それが原因で日常の作業が困難になることがあります。災害や病気などのライフクライシスに遭うと、それまで当たり前だと思っていたこと、意識せずに行っていたことができなくなって、日常の作業のパターンが崩れ、生活が立ち行かなくなったり、孤立することも、落ち込むこともあります。例えば、コロナによる外出自粛の状況で、多くの人々が馴染んできた作業や大切な作業、意味のある作業をする機会を失ったり、やり方を変えたり、新しい作業を始めたりしました。当たり前に思っていた作業を失って、生活の満足感や自分らしさを維持するのが難しくなった人もいるでしょう。生活に組み込まれていた作業が難しくなり、日常生活が崩れると、新しく作業を積み重ね生活を立て直すことが望まれます。これまでにも、病気や障害のために、なんと多くの患者が生活を立て直すために作業療法士の援助を必要とし、作業療法士はそこに活躍の場を見出そうとしてきたでしょう。

　作業を通して、人は習慣、伝統、自分が信じてきたことや大切なことを他の人々に伝えます。家庭で、親は子どもにおつかい、料理、お片づけ、勉強の習慣、家庭行事、習い事を通して我が家の価値観や知恵を教えます。世代を越えた時間の流れで作業を見ると、例えば、地域の祭りや行事や伝統を伝えるため

に、年長者は若い世代と一緒に文化的な活動に参加し、その交流を通して、関連する歴史や技術を教え、文化、習慣、価値観、技術、知恵を伝えています。そのように作業を通して、信頼感や所属感を高め、作業が両方の世代のウェルビーイングを促してゆくと考えることができます。

　この本には、実際の生活で行われる作業について耳を傾け、その作業の形態、機能、意味を理解しようというプロジェクトについて書いています。目的は作業の見方を学ぶことです。この後、その理論的基盤、やり方を説明し、実践例を紹介します。理論的基盤にしたのは、人を作業的存在として考える作業科学です。作業科学は、作業がどのように健康に影響しているのかに興味を持ち、知識を深め広めてきた学問です。この「作業的写真」プロジェクトは、作業的存在の理解を深める一つの作業の見方を目指しています。作業は複雑なので、作業科学には他にも多数の見方があります。今回の方法は、あくまでも、一つの方法だと理解してください。この本は作業と健康への関心から生まれた本だとご理解いただければ、「作業的写真」というプロジェクトがわかりやすくなると思います。

　では、作業的写真では、作業と健康をどのように見ること、考えることができるでしょう？　はじめにお見せした6枚の写真で少し考えてみましょう。ここにあるのは、すべて日常のありふれた作業です。写真に写っている人たちは一体、どのように作業をしているでしょう？　どのように、この人たちの健康や良い状態をつくっているのでしょう？　1枚目は、母親が

早起きして、家族のために食事と弁当を作っています。家族が元気に活動できるように毎朝食べ物を準備し、家族の役に立っています。同時に、この日課は家族の生活にリズムを作り出しています。２枚目は、一日の仕事の後にランニングする若い女性です。彼女は屋内の仕事で緊張した心身を屋外で走ることでリフレッシュしています。ランニングは、記録のために頑張ってきた学生時代とは違うやり方で、彼女の心身ともに良い状態を作り出しています。３枚目の写真は、山歩きを楽しむ退職者の方です。若い時には体力任せに、ストイックな山登りを楽しんでいましたが、現在はライフコースの変化に合った楽しみ方に変化していることがわかります。４枚目は、働くお母さんが自宅で運動しています。腰痛解消のために始めたピラティスを通して、快適に働き続けられるようになり、この作業を続けることを楽しみにしています。５枚目は、父親が写した洗車をする子どもたちの写真です。忙しい父親には、子どもと過ごす時間はほとんどありません。しかし、父親は、子どもたちとの洗車を通して、子どもたちの成長に気づき、父親の喜びを経験しています。６枚目はお年寄りのために食事を準備するところです。この女性は脆弱な高齢者の要望に応えるために、工夫することで、健康を支えることにこの作業の意味を見出しています。

　なあんだ、作業っていつもしていることで、当たり前のことなんだ。あんまり意識していないけど、確かに日常生活をまわしているなあ。気を付けながらやっていることも、あんまり注意を払っていないこともあるなあ、と思いませんか？　日常の作業が少しイメージしやすくなったのではありませんか？

では、第 2 章では、作業と健康の見方をじっくり考えてみ
ましょう。約 100 年前の作業療法の始まりからです。

第 2 章

作業の見方

作業療法は約100年前に、社会の中で生活を立て直す必要に迫られた人々を支援するために、作業の専門職が必要だという声から始まりました。そこには、作業には健康を高める力、生活をつくる力があるという信念がありました。困難にある人々が社会の一員として生活し、自分の人生を進んでゆくのを、作業を使って支援することを使命としたのです。しかし、作業療法が専門職として世の中に広まるにつれて、作業の見方が危うくなり、作業が見えにくくなりました。この作業療法の危機から出現したのが作業科学でした。作業的存在としての人間を理解すること、作業と健康の関係を研究することがその特徴です。作業の見方を理解するために、作業療法と作業科学のダイナミックな歴史から始めましょう。

作業療法の設立者

　作業科学は1989年に始まった作業の学問ですが、そのルーツは1917年にあります。1910年代のアメリカ社会には作業療法という専門職はまだ存在していませんが、「作業（活動）には健康を高める力があること」に気づいた人々がいました。後に作業療法の設立者となった建築家（George Barton）、看護師（Susan Tracy）、医師（William Dunton）、ソーシャルワーカー（Eleanor Slagle）、職業カウンセラー（Thomas Kidner）、手工芸の先生（Susan Johnson）という多彩な職業の人たちです（Peloquin, 1991a, b）。彼らは仕事の経験や自身の闘病経験から、日常の作業には、困難な状況にある人が将来に向かって生活をつくる、健康を増進する力があることに気づきました。作業を使って人々の健康増進を支援する専門

職、つまり、作業療法という新しい専門職の必要性を社会に訴えたのです（Christiansen, 2008；Larson, Wood & Clark, 2003）。

　当時のアメリカ社会では、産業革命の影響で生産性が重視され、人々は忙しさに追われ、手仕事の価値は軽視されていました。そこでは、多くの傷ついた兵士が戦争から帰国し、ヨーロッパから移民が新天地を求めてアメリカに移り住み、多くの人々が結核のために困難な状況にありました。帰国した兵士たちは、戦場で傷ついた心身を回復し、コミュニティーの中で仕事を見つけ、新しい生活を作らねばなりません。ヨーロッパからの移民たちは、異なる文化の中で、住む場所を見つけ、仕事を獲得し、家族を養い、市民となり、新しい生活を構築するのに苦労していました。当時蔓延していた結核から回復した患者たちは、体の治癒に時間がかかるばかりでなく、体力をつけ、技術を身につけ、仕事を見つけ、新しい生活を作らねばなりませんでした。これらの人々が健康になり、仕事のスキルを身につけ、新生活を始めるために、様々な職業の人々が援助していましたが、作業（活動）の力に気づき、人々の健康のために作業を使う専門職とその教育の必要性を訴えたのが、前述した作業療法の設立者たちでした。

　当時、還元論的な（細部に分けてものごとを理解しようとする）考え方が台頭し、人間を身体のパーツや身体と精神に分けて理解する傾向が強まっていましたが、作業療法は人間を包括的（全体的）に捉え、社会の中でアクティブに活動し、人生を進む存在であると考え、人間の作業には健康を増進す

る力があると信じました。この人道的な考え方は、当時の精神衛生運動や道徳療法などの社会運動に共通する特徴でした（Christiansen, 2008: Clark & Larson, 1993）。その基盤には、人間は活動を通して周囲と調和をとっていく有機体であるというMeyerの考えがあり（1922）、人々が健康に生きてゆくには、食べ物と同じように、作業が必要であると考えました（Dunton, 1919）。設立者たちが考えていた作業の種類は、習慣的な活動や仕事─休息─遊びでした（Larson, Wood & Clark, 2003）。

　作業の専門職である作業療法士は、困難にある人々が社会で当たり前の日常生活を過ごせるように援助することにより、豊かで生産的な生活と健康に貢献できると考えていました。その特徴は、人道的な人間理解と、作業を中心に据えた見方にありました。作業療法士の育成が始まり、人々を支援する作業療法士が増加した一方で、作業療法は周囲からの影響を強く受けるようになりました。

作業療法の危機

　アメリカで始まった作業療法は戦争による需要を受けて医療分野に参入した結果、科学性を重視した価値観に影響され、患者の捉え方は包括的な姿勢から機能還元論的姿勢に（細部に分けて患者を理解し扱うように）変化し、設立者が主張していた作業の見方は1940年代には見えなくなり、1950年代には疾患別の作業療法の知識・技術が発展しました（Larson, Wood, & Clark, 2003）。一方、日本では、1960年代にリハビリテーション医療を充実させるために作業療法士教育が始まりまし

た。海外、主にアメリカ出身の作業療法士が、当時の疾患別の作業療法アプローチを日本の学生たちに指導しました（鈴木, 1986）。

　1960年代以降アメリカでは、作業療法士の間から、科学性を重視するようになった作業療法に対して、その本質を問い直す声が出てきました。臨床の作業療法は理論的基盤が不足していること（Reilly, 1958）、作業療法は学問的に危機的状況にあること（Kielhofner & Burke, 1977）が指摘され、作業療法の全分野に普遍的に通用し、他の専門職や一般の人々に説明可能な理論的概念が求められ（King, 1978）、人間の作業を中核概念にした総合的な見方の必要性が明らかになりました（Yerxa, 1981）。日本で行われた議論では、作業療法はアクティビティーを治療的に利用する実践学という位置づけに落ち着きました（佐藤, 1986）。

　Yerxaは、人間の作業と健康をテーマに、作業を中核概念とした学問、作業科学を立ち上げ、「健康とは、病気がないことではなく、良い状態（well-beingness）を言い、全体を含む、前向きで、ダイナミックな状態を指しており、適応、よい生活の質、自分の活動の満足を映している」と述べました（Yerxa, 1998, p.412）。 作業科学は世界各地で展開し、International Society of Occupational Scientists が活動しています（http:www.isoccsci.org）。

関連年表

1917 年	アメリカ　人々の健康のために作業を使う作業療法教育が提言される
1920 年代以降	作業療法士が急増
1940 年代	作業の包括的見方が消える
1950-60 年代	疾患別作業療法の知識技術が発展する
1960 年代	日本　作業療法教育が始まる
1960-70 年代	アメリカ　作業療法の本質、作業の概念の再獲得を求める声が起こる
1980 年代	アメリカ　作業を中核とした考えが広まる 日本　作業療法の核を問う討論で、作業療法は実践学と確認される
1989 年	アメリカ　人間の作業と健康を研究する作業科学が設立される

作業科学：アクティブで柔軟な作業的存在

　作業科学は生きている人間を作業的存在として考えます。作業的存在という考え方の特徴は、人間は、活動的な、有能な、自由な存在であり、目的を持って活動をし、複雑な環境の変化に対して、手持ちのスキルと資源を使って、適応して生きてゆくと捉えることにあります（Yerxa 他 , 1990; Yerxa, 1998）。我々が、日常の作業を続けて、生きてゆくことは当たり前のことです。作業的存在としての我々は、出来事や環境の変化に会うと、主体的にしかも柔軟に立ち向かい、自分の能力と使える

ものをフルに利用して、前に踏み出すことが可能であるという、力強さと柔軟さを特徴としています。

　人間は環境からの影響やその変化に適応するために、自由に、活動的に、有能に作業する存在であり、その作業はダイナミックな力にあふれている（Yerxa 他 , 1990; Yerxa, 1998）という考え方は作業の理解に役立ちそうです。日常生活における人間の環境への反応、環境とのやり取り（交流）を人間の作業と考えることができます。人間は、環境とやり取り（交流）しながら、環境に翻弄されるだけでなく、活発に、自由に、作業を使って環境に働きかけて、自分が経験した変化に適応していきます。つまり、人間の作業には、そういうアクティブで力強い性質があります。

　しかし、自分や周囲の人のリアルな作業を考えてみると、そんなに単純ですっきりとはいきません。実は、作業は複雑で、はっきり見えないからです。

複雑な作業

　そのことをうまく説明したモデルがあります。人間と環境を一つのシステムと考え、その交流を表現した作業的存在としての人間のモデル The Model of the Human as an Occupational Being（Clark & Larson, 1993, p. 51）です。一緒に見ていきましょう。

　39 ページの図を見てください。図の真ん中にいるのが作業的存在、人間です。その背景には、広大な社会文化的文脈、つまり、生活、世界、社会があります。家族も、学校も、職場も、近所も、他の人たちも、自然も、全部環境の一部です。そこに

は、物理的なものだけでなく、社会、文化的な人間の営み（社会文化的文脈）があります。これが、我々を取り巻く環境です。このモデルでは、人間と環境を一つのシステム、つまり、有機的に機能する枠組みと考えています。

　作業的存在は、環境に起こった出来事や変化にさらされるだけでなく、環境とうまくやろう、適応（フィット）しようとします。適応するために、環境と有機的に交流しようとします。このモデルでは、その時の人間の反応を「日常の作業」と説明しています。この作業的存在は、作業を繰り出し、環境に適応するために、多彩な働きを持つ6層のサブシステムを搭載しています。それが、作業的存在の6つの層（超越的側面、象徴−評価的側面、社会文化的側面、情報処理的側面、生物学的側面、物理化学的側面）です。人間が環境からの影響を受け、この6層がそれぞれ反応し相互にリンクしながら、作業的存在として反応する働きが作業なので、作業は複雑になるのです。動作や動きのように、明瞭に見えるものではありません。

　ひとりの人を例に考えてみます。地方都市で息子と二人で暮らす会社員里香さんを想像してみましょう。里香さんは月曜日から金曜日、毎日7時半に自宅を出て、9時から6時まで働き、7時ごろ帰宅します。起床し、朝の日課（顔を洗い、着替え、化粧して、息子を起こし、食事をし、家を出る）を済ませ、駅まで歩き、電車に乗り、会社でデスクワーク、会議をこなし、後輩を指導し、帰宅後の生活も続きます。高校生の息子は、中学からテニスの部活を続けてきました。高校は給食がないので、里香さんは、息子に毎朝弁当を持たせています。

物理化学的側面から見ると、身体中の神経、内臓、骨、筋肉が機能し、生命を維持し、移動し、動くことを可能にしています。里香さんが朝の日課、仕事、帰宅後の食事、入浴を続ける間中、身体の機能は働いています。

　同時に、生物としての里香さんは、生きてゆくために食べ物を調達し、食べ、清潔を保ち、家族を守り、子どもを育てるために、働き、他の人たちと交流し、協力して問題を解決し、作業を続けていきます。

　情報処理的側面とは、我々が環境から情報を受け入れ、感覚、認知、運動を企画するプロセスを指します。里香さんと息子は、生活しながら情報を取り入れ、物事を認識し、判断し、企画し、それにつれて仕事、勉強、部活、遊びなどの日常の作業が刻々と変化します。例えば、コロナ禍では、感染予防の知識が情報

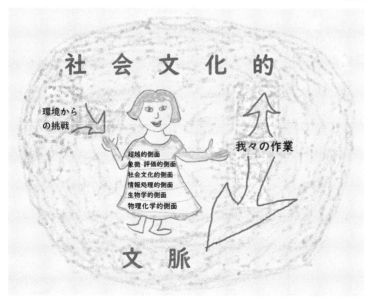

社　会　文　化　的

環境から
の挑戦

我々の作業

超越的側面
象徴 評価的側面
社会文化的側面
情報処理的側面
生物学的側面
物理化学的側面

文　脈

図　作業的存在としての人間のモデル（Clark & Larson, 1993, p.51, F3-3を改変）

として認識されると、注意の配り方、距離の持ち方、動作の手順に影響し、日常の作業が大きく変化すると考えられます。

　社会文化的側面から見ると、里香さんも息子も、会社や学校のスケジュールやルールに合わせて、起床、出社、登校の時間を予定し、起床や朝の日課の時間ややり方を決めていきます。高校には給食がないので、里香さんは弁当を作ることに決め、週末にメニューを考え、買い物し、作り置きするように作業が変化しました。

　里香さんの弁当作りは、母親が子どもに食べさせるという、生物学的側面だけでなく、母親が子どもを応援することを「よし」と評価する、象徴－評価的側面が影響していると見ることができます。さらに、超越的側面、生涯に関わる意味づけもかかわっています。里香さんは息子の将来を考え、彼の勉強や部活の頑張りを応援するという意味合いで、息子の弁当を作るという作業を選択しています。このように我々の作業は複雑なものです。

人生は作業の積み重ねでできている

　作業科学の基盤には、人間を作業的存在として、一人一人の尊厳と個性を尊重する姿勢があります。人道的・包括的な考え方です。作業的存在は環境の変化に応えてアクティブに立ち向かい、環境と交流してよい関係を作ってゆく存在であると考えることができます。作業には、一人一人が健やかに生きてゆくことを促進する役割、健康に貢献する重大な役割があると考えることができます。これを「作業の中心性」と言います（Clark, Wood & Larson, 1998, p.16)。人間は、環境に対してアクティ

ブに対応する能力を持ち、状況に適応するために、柔軟に力強く対処し、作業を選択する前向きな特徴を持っていることを示しています。

　作業療法の設立者は、作業は人間の健康のために食べ物と同じように絶対に必要であると述べ（Dunton, 1919）、作業は我々が健康に生活し、生きてゆくために中心的役割を果たしていることを強調しました。作業には我々人間を先に進める力があり、人は作業を使って目的を果たし、環境や困難にアクティブに向かいます。別な表現をするなら、作業は、まるで車のエンジンのように、人間が自分の生活や人生を前に進めてゆくエネルギーのもとになっていると考えることができます。そして、我々は、実際に身体を使って作業をすることによって、時間を過ごし、日常生活を送り、家庭を作り、作業している間に自分が何者であるかに気づいたり、他の人とつながったり、自分のアイデンティティーを作り、環境の変化に適応します（Clark & Larson, 1993）。逆に、作業がうまくいかないと、エンジンがない車のように稼働できず、退屈し、状況や変化にうまく適応できません。そうなると、前に向かって生活を続けることが困難になり、落ち込んだり、停滞したりします。

　私たちの生活も人生も私たちがしてきたこと、していること、つまり、作業が積み重なって出来上がっています。そこから、我々は将来に進んでいきます。作業にはそのように我々の生活や人生を踏み出させるエネルギーがあると考えることができるのです。しかし、ある時出会った出来事のために、当たり前だった日常生活が続けられなくなることがあります。人生の危機的状況なので、ライフクライシスと呼びます。病気、障害、

災害、大切な人の喪失などのために、当たり前に続けていた日常の作業を今までのように続けることが困難になる可能性があります。精神衛生面、身体の健康の問題も出てきます。

それでも、作業の力にはライフクライシスを打開する可能性があります。生活が停滞したり、破綻した時に、アクティブに柔軟に状況に向き合い、ジグソーパズルのピースのように組み合わせて作業を積み重ねて、新しい生活をつくることは可能です。例えば、作業療法士は患者のためにそれを援助することを得意としています。

我々は、個人の人生の中で、危機を乗り越えながら、生活を継続し、次の世代につなぎます。親から子へと世代が交代する間に、作業は継続され、引き継がれ、積み重なり、習慣や伝統として伝えられ、社会をつくっていきます。我々は、作業を使って、習慣や文化や価値に変化を加えたり、変化を加えずそのまま、世代から世代へと伝え、生活をつないでいきます。

作業の選択はどう生きるかに関わる

作業療法の設立者から続く「作業には健康を促す力がある」という信念には、20世紀初頭の多様な社会運動に表現された人道的な人間の捉え方が反映されています。そこには、環境にアクティブに働きかける人間を尊重し、健やかな生活を促進する作業の力への信念があります。これが普遍的な作業の力であり、作業の効果です。

ある学生の日常の作業を想像してみましょう。朝起きて一日が始まると、まず、日課である、洗顔、トイレ、朝食、着替え

をすます。学校まで自転車を飛ばし、定期試験を受ける。試験が終わって、久しぶりの自由な時間には、大好きなカラオケでストレス発散をする。夕食後、ぐっすり寝る。ところが、週末に大雨で家が浸水し台無しになったら、家族と一緒に片付けることになるかもしれません。

　我々は様々な状況で作業を選択し参加します。作業の選択には、昼食に何を食べるのか、大雨の中どのように通学しようかなどの小さな選択から、もっと大きな、将来の進路、職種の選択、どこに住むかの選択まで含まれます。人生の分岐点となる作業選択もあります。作業に参加し、健やかな生活を過ごすために、何をどのようにするのか、各個人がその時の状況や自分の価値を加味して作業を選択します。

　作業参加・選択は、人道的、倫理的な課題であり、どう生きるかの重要事項です。それが、阻害される状況では、健やかな生活は継続困難になり、我々の健康やウェルビーイングは危うくなります。日常の作業と健康を考えるためには、人々がどのように日常生活の中で作業を選択し、参加し、経験するか、そして、生きてゆく意味と健康にかかわっているのかに関心を持つ必要があります。そこでは、個人の主観的な経験や価値や意味とともに、その人が生活する社会の価値や意味も考慮する必要があります。

社会文化的側面

　我々の日常の作業は、食事や飲み会や近所の散歩や買い物や仕事や通勤と数えきれませんが、当たり前にしているので、どのようにしているのかは、通常あまり意識していません。作業

の外見も、国や文化、地域、年代、時代背景によって、ずいぶん違うことに、旅行や TV や本を通して、気づくことがあるでしょう。身近な食事を例にとっても、いすに腰かけテーブルの食器の食べ物をフォークとナイフを使って食べるのか、畳に正座して箸で食すのか、床に胡坐で皿の食べ物を手ですくうのか、色々です。現在の旅行と 200 年前の旅行を比べると、今の旅行は、車、新幹線、飛行機で長距離を短期間で楽しむことが多いです。200 年前の伊勢参りは生涯に何回も行けるものではなく、自分の足で何日もかけて歩くか、籠で運ばれるかの貴重な機会でした。

　私も、あなたも、近所のおじいさんも、地球の反対側の町に住む 5 歳の女の子も、それぞれの社会、文化の中で当たり前に作業をしながら日々を暮らしています。社会的存在、文化的な存在と言うことができます。さらに、人間は何かをするはずの存在、することから成り立っている存在、つまり、作業的存在と言うこともできます。それぞれの日常生活の中で作業を選択しては積み重ねて成長し、その人らしくなります。私の作業には私の価値が反映していますが、同時に、私は家族や社会の基準や価値に影響を受けて、何を、どのようにするのかは変化していきます。その人の希望、欲求、意志で選択しますが、その選択には、家族や社会の習慣や価値観、住んでいる社会の基準や風習が影響しています。

　我々は通常あまり意識していませんが、個人の日常の作業が、社会の価値や基準に影響を受けていることに注意を向けることは可能です。例えば、日本社会では長い間、良妻賢母（女性がよい妻、賢い母になることには価値がある）が理想とされ、結

婚したら女性は家庭に入り、専業主婦になり、男性は仕事を担当するという分業が社会的価値として広く人々の間に浸透していました。この価値観が女性たちの作業選択に少なからず影響していたと考えられます。多くの女の子たちが将来お嫁さん、お母さんになることにあこがれていました。しかし、2020年代の現在、女性が社会で働くのは当たり前のこととなり、幼少期から女の子たちはスポーツ選手、パティシエ、キャビンアテンダントにあこがれ、その後様々な職業を選択しています。

　我々は社会的な存在なので、作業を社会文化的側面から考える必要があります。作業とは、文化の語彙で名付けられ、時間の流れを満たす日常の活動であるという定義があります（Yerxa 他 , 1990）。我々は、社会や文化の中で、そして、時間の流れの中で生活し、我々の日常の作業は社会の規範や文化の価値から影響をうけ、名付けられ、時間の流れの中で変化してゆくことを意味しています。人々がどのように日常の生活を過ごしているかは、それぞれの文化や社会で評価され意味を与えられ、名前をつけられます、と言いかえることもできます。もう少し、わかりやすく述べてみましょう。

作業の変化とアイデンティティー

「作業」とは、我々が日常的にすることを言います。我々の成長と共に、作業は変化します。赤ちゃんは誕生すると、乳を飲み、眠り、泣くことで、一日を過ごします。やがて、起き上がり、駄々をこねて、這いまわるようになります。いないいないばぁで笑い、びっくりし、片言で喋り、歩くようになります。ベビー

チェアに座り食べさせてもらい、やがて、家族の食卓で自分で食べるようになります。かけっこ、ごっこ遊び、公園デビュー、おつかいをするようになり、家族や他の人たちとの交流を経験します。社会に参加し、幼稚園や学校にも通うようになります。さらに、部活や学童クラブや塾や習い事などのグループ活動に参加するかもしれません。友達をつくり、けんか、仲直りもするでしょう。本や映画、TV、インターネットを通して外の世界に触れます。イベント、旅にも参加するでしょう。学校に通い、他の子どもたちや先生に会い、学びます。我々は人生の節目を越えながら成長します。成人式や入学式や七五三はそれを祝うものです。働き、家族を作り養い、社会を支えます。そこでは、家族、友人、仕事仲間、もっと広い様々な交流の中で起こる社会的な作業にも参加します。

　我々は、誕生以来常に、色々な作業を通して、成長し、社会に参加し、生活を作り、積み重ねながら自分のアイデンティティーをつくりあげます。お母さんになったり、お父さんになったり、お兄ちゃんに、歌手に、ジャニーズに、パン屋さんに、CAに、野球選手に、作業療法士になります。自分になります。

作業の形態・作業の機能・作業の意味

　作業科学が前提としている人間は、日常生活で小さなあるいは大きな変化が起こると、状況、自分の価値観、遂行能力、周囲の価値観を加味して、何をどのようにしたらよいかを考えて、あるいは自覚しないが総合的に判断して作業をするという作業的存在です。その根底には、何千年も何万年も作業しながら生き続けてきた人類が積み重ねてきた作業の歴史があります。設

立者たちの気づいた健やかな生活を促進する作業の力があります。

　人は柔軟で、アクティブに環境に適応し、生きていこうとするというのが、作業的存在の前提にあります。人間は、前向きに生き、生活することを継続してきました。それは単純な行動ではなく、複雑な幾重にも層をなすような作業になることをここまで学んできました。

　作業の選択には、前向きに生きるという目的があります。生きる、よく生きるために、人間がうまく環境と交流し、調整し、バランスをとるのが、健康の広い意味です。

　作業とは、我々が前向きに生き、生活を継続するように力強く促す力であることは納得できるが、あまりにも複雑過ぎて怖いくらいだという声が聞こえてきそうです。それでも、リアルな作業を理解することは可能なのです。代表的な作業科学者Clarkが大きなヒントを与えてくれました。

　Clarkは、作業科学の研究結果から、作業の見方には作業の形態、作業の機能、作業の意味の側面があることを指摘しました（Larson, Wood & Clark, 2003; Clark, Wood & Larson, 1998）。作業的写真のプロジェクトでは、作業を理解するために、この「作業の形態、作業の機能、作業の意味」の３つの側面を利用します。

作業の形態とは、作業の観察可能な側面を言います。人間が作業しているとき、時間、空間、方法、環境との関係がどうなっているのかという、作業の客観的な側面です。だれが、いつ、どこで、何を、だれと、どのようにするのか、どのくらいの期

間、どの頻度で、などがあります。作業の形態を捉えてゆくと、作業パフォーマンス、作業のパターン、時間的リズムを健康との絡みで理解しやすくなるはずです。本書の第4章では、作業的写真の例を通して、このことを理解していただけると期待しています。

作業の機能とは、作業の効果、力、影響を指します。作業が健康・ウェルビーイングに役立つか、環境の変化に適応するのに役立つか、つまり、作業の健康を促進する力、効果です。健康は、病気がないという狭い意味ではなく、もっと広い社会文化的意味で人間の存在を示します。作業は多様なレベルで作業的存在（我々）の健康に影響しますから、作業の機能には多彩な表現が考えられます。スキルや能力の向上や発達、成長、コントロール、達成感、充実感、移行、サバイバル、満足感、リラックス、気晴らし、役に立つ、他者との交流、所属、協力、調和（オーケストレーション）、自分の確認、アイデンティティーの構築、人間関係の構築、共感、安心、安全、価値の継承、新生活の構築はポジティブな効果です。反対の方向には、退屈、不満感、うつ、停滞、不安、絶望があります。他にも多数あるにちがいありません。

　例をあげて考えましょう。例えば、多忙な日が続いた週末に散歩に出るとします。近所の公園で、久しぶりに外気を浴びて歩いて、汗ばんで風が気持ちいいなあと感じるかもしれません。散歩はリフレッシュ効果があります。一方、毎日散歩を続けることは、体力の維持、生活のリズムを作る効果が期待されます。若い人なら、体力増進にはもう少し負荷の強い運動が必要かも

しれません。

　テニスの練習でボールを必死に追いかけ、ラリーが続くようになり、相手を打ち負かすようになるとスキルや能力の進歩があります。満足感や充実感も伴うかもしれません。毎朝、家族のために弁当を作ることは、母親が家族の一日の生活を支えるという効果があります。朝一番の弁当作りは、一日のリズムを作る健康的な日課となるでしょう。家族を支え、誰かのためにすることが、充実感をもたらすかもしれません。9ページの満さんの母親のように、他の作業と一緒になって、母親のアイデンティティーを構築していくかもしれません。

　バスケットボールのクラブで、メンバーとボールをパスし、ゴールまで運び、得点に成功したり、失敗する過程を繰り返し、協力することを通して、チームへの所属感が育つかもしれません。長期にわたるバスケットボールのクラブ活動を通して、ボールを介して協力し信頼しあうプレーヤーとしてのアイデンティティーを作ることになるかもしれません。色々な仕事や趣味や役割を通して、作業を続けていくことはアイデンティティーの構築に役立つかもしれません。作業療法の必要科目を学び、学内実習、臨床実習で技術を実践し、経験を積み、現場の人たちや患者さんと接し、話に耳を傾けて、実際に身体に触れて練習したり、自助具を一緒に試したり、生活がうまくいくために何を援助できるか、苦労を繰り返すうちに作業療法士であるアイデンティティーが育っていくでしょう。

　我々には作業をしながら気づく自己の感覚（Clark, Wood & Larson, 1998）があります。作業について話していると、そのような作業的自己の話が出てきます。それは、その作業がど

れだけ意味のあることか、大切なことかを聞き手に知らせてくれます。その大切さは作業の意味と共に、作業の機能を知らせることも多いです。その話は、どれだけ作業が健康的であるのか、環境との関係がどうなのかも伝えます。つまり、その作業をしながら、自分を確認し、振り返り、将来の自分を描くことができるので、その人にとっては意味に気づき、さらに、過去の自分の物語を作り、アイデンティティーをつくる作業の機能（力、役割）になるのです。

　人は作業に従事しながら、自分を確認したり、自分を感じたりします。小さい子は廊下でクルクル回りながら将来のスケーターである自分を夢見るかもしれません。仕事、家事、子育てに忙しい母親は一日の最後に子どもに絵本を読みながら、微笑みながら、あるいは疲れ切って、一日を振り返り自分を確認するかもしれません。作業療法の大学生は早朝のアルバイトで学費を稼ぎ、作業療法の知識・技術を獲得し、臨床実習を経験し、将来の夢に向かって努力する自分に気づくことがあるでしょう。それをすることは大切な、意味のあることです。若い美容師は客の要望に応え懸命に髪を整えながら、これからのできる美容師としての自分を思い描くかもしれません。あるパン屋の研修生は、時間をかけて粉をこね、成型し、ケースを窯から出し、パンの焼き具合に満足するという工程がうまくいくとき、人を幸せにできるパン屋である自分を思い浮かべるかもしれません。

作業の意味　　意味という言葉には、多彩な意味があります。ある単語が表現することを意味と言います（例えば、ぞうりとは、昔よく使われていた平らな履物の一種を意味します）。意味が

あるとは大切であることや印象的であることを指します（例え
ば、幼少期から大切にしてきたぬいぐるみは、意味のある持ち
物と考えられます。大切な冒険を経験をした中学3年生の夏
休みは、意味のある夏休みです。困難でも努力する価値のある
生活は意味のある人生になるでしょう）。ある文化の人々にとっ
て価値があることを意味があると言います（例えば、多くの地
方では長寿は意味があり、人々は長生きを祝福し、祈願します）。

　我々は、普段作業の意味をあまり意識していないようです。
特別に印象的な経験をした時に、その作業を大切にして、意味
があると言ったりします。小学生のころから大好きで、夢中で
やってきたバスケットボールは意味のある作業の例と言えるで
しょう。どのような意味があるかは、実際に作業を経験しなが
らわかってくるものです。作業をすることを通して、我々は意
味をつくるのです。どんな意味を経験するかは、その人の暮ら
す文化や社会の価値にも影響されます。我々は文化や社会の価
値の中で成長するので、個人の価値は社会の基準や人の目に大
いに影響されると言えるでしょう。例えば、多くの日本人はお
花見に強い思い入れを持ち、楽しむものです。このことから、
日本文化の中で育てられた価値が個人の作業に影響することは
否定できないでしょう。我々は、日本の文化の中で作られてき
た桜の美しさや一緒に過ごす楽しさを幼少期から経験して、そ
の文化を刷り込まれて、自分なりの花見の意味を持つようにな
るのです。社会や文化の価値を取り入れたり、反発したりしな
がら、我々は個人の意味をつくると言えるでしょう。ある人に
とっては、誕生日パーティーはサプライズの意味しかないかも
しれませんが、社会的には、誕生日の人の幸福や健康や成長を

祝い、これからのよい人生を祈るという意味があります。還暦のパーティーには、長く生きてきたことを祝い、さらなる長寿を祈るという意味があります。家族の毎日の食事には、成長のためや一日働くために栄養を補給するだけでなく、健康状態やお互いの様子を確認したり、励ます意味があるかもしれません。我々は、日常の作業についての意味を、当たり前のこととして過ごしていることが多いと考えられます。我々は日常の状況の中で、作業が何らかの象徴的な意味を持つときにはその作業を大切にする（Clark, Wood & Larson, 1998）が、通常は空気のように当たり前のこととして、意識せずに暮らしているようです。

　意味は我々の生活や人生に重大な影響を持ち、我々の作業に影響しています。意味は、我々が作業を選択するときに大いに影響すると考えられます。例えば、脆弱な高齢の母親と同居する家族は、安心のために、山間部より、介護や医療サービスを受けやすい都市部の生活を選ぶかもしれません。都会に住む会社員が、自然との触れ合いに意味を持つなら、週末にカラオケやゲームセンターで過ごすよりは、郊外の野菜作りやハイキングを選択するでしょう。そして、引退後は海辺の生活を選択するかもしれません。さらに、我々は作業を通して感情を表現することに意味を見出すことがあります。ヨガのポーズを取りながら、大気とのつながりや静寂を感じ、リラックスできるかもしれません。身近な人が亡くなり、混乱し、信じられないときに、伝統的に決められた葬式の手順をひとつひとつ進め、悲しみを表現し、その感情を味わい、昇華することができるかもしれません。文化的なやり方で進められる葬式に参加することが、

参加者に悲しみを表現するように促し、自分の感情に気づかせ、その後の落ち着きに導くことも大いにありそうです。

　作業は、様々な種類があって、表情も多彩で、複雑です。作業は変化しながら、我々の生活と人生を作り上げ、健康に大きく影響すると考えられます。

　作業の特徴を踏まえた作業の見方を把握するために、「作業的写真」という方法を開発しました。

　作業の写真を一緒に見ながら、話を聞き、日常の作業を「作業の形態、作業の機能、作業の意味」を手掛かりに理解しようとするのがこの本の狙いです。

　作業の３つの側面を手掛かりに、健康との絡みで作業を理解しましょう。これを使って作業の見方を磨いてください。では、第３章では、いよいよ「作業的写真」の方法を説明します。実際にどのように進めるかを一つの例を使って、具体的に説明していきましょう。

第 3 章

「作業的写真」
プロジェクトの進め方

作業的写真とは
写真と対話を通して
作業の見方を獲得するための
実践的プロジェクトです。
あなたが作業的存在としての人を理解し
作業と健康を理解できるように
援助することを目的とします。

　このプロジェクトでは、作業の写真を見ながら、話し手と聞き手が作業の話をします。作業の話をすることと、写真を使うという特徴があります。プロジェクトの進め方を説明する前に、どうして「話」と「写真」を使うのかについて説明します。

　人が自分に起こったことや経験したことを話したり、書いたりすることを、話、語り、ストーリー、あるいは、ナラティブと呼びますが、話には、人が出会ったことや、経験したことが表現され、この話の過程を通して、過去の経験と行動が調整され、意味が作られると考えられています（Polkinghorne, 1988）。「作業的写真」では、語り手の話から、その人が出会った出来事を理解し、経験したことをくみ取ります。語り手の作業の形態、作業の機能、作業の意味を解釈するために役立てます。インタビューの時に写真を使う手法は、写真抽出法と呼ばれ、文

化人類学や社会学の研究で使われてきました。インタビューで写真を使うことによって、情報や感覚や思い出を喚起し、話を引き出す可能性があります（Harper, 2002）。「作業的写真」では、この利点を利用し、写真の助けを借りて、話し手の話を理解します。

手順1　話し手と聞き手

　本章では、「作業的写真」プロジェクトの進め方を実際のケースに沿って説明します。

プロジェクトの参加者は、作業の話をする「話し手」と、その話に耳を傾ける「聞き手」です。話し手は、話したい作業を決めて、写真を持参して、作業の話をします。聞き手は、一緒に写真を見ながら、そこで話されることに興味を持って話に耳を傾けます。

手順2　意味のある作業（大切な作業）の話

　話し手になったら、どの人のどの作業を話すか考えます。自分がよくしている作業を探してください。あるいは、よく知っている身近な人が日常的にしている作業を探してください。意味のある作業、つまり、あなたがよくしている、大切な作業がいいですね。身近な

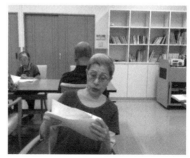

図：3－1

人がよくやっている、あなたから見たら大切そうな作業もいいですね。話し手は、自分が興味のあること、あるいは、面白いこと、あるいは、話したいこと、あるいは、大切だと思っていることを選択するのがお勧めです。どの作業について話してもいいですが、自分が話したいこと、話しやすいことがいいですね。身近な人の作業を選ぶときは、その人へのリスペクトを忘れないでください。

　今回の話し手は、母親の葉子さんが週1回参加している歌の会について話すことにしました。母親が毎週この歌の会を楽しみにしているからです。

手順3　許可をもらう

　身近な人の作業を選んだら、必ず、その人からこのプロジェクトで話すために許可をもらってください。写真撮影も、必ず本人に許可をもらってからにしてください。もし、写真に他の人が写り込むときは、その人にも了解を取ってください。

　今回のプロジェクトの写真を撮影する時には、周囲の人たちからも撮影許可をもらいました（59ページの写真）。では、プロジェクトを進めます。

手順4　インタビュー

　作業の話と写真が準備できたら、いよいよ話を聞くためにインタビューを始めます。

　今回の母親の作業の話のインタビューの内容を次ページの

ボックス内に載せました。どんな風に進んでいるでしょう？
まずは、読んでみてください。太字が聞き手です。

1 　―この人はどなたですか？
2 　　私の母です。83歳で、ケアハ
3 　ウスに住んでいます。

4 　**―いつからお母さんはケアハウス**
5 　**に住んでいるのですか？**
6 　　以前はマンションで一人暮らしをしていたんですが、
7 　3年前にうつ病になりました。そして入院しました。退
8 　院するときに一人暮らしはできなくて、身の回りのこと
9 　はなんとかできていましたが、家事ができなかったし、
10 　一人で暮らすことは不安だったようです。ケアハウスに
11 　入ることになりました。

12 　**―これは何をやっているところですか？**
13 　　ケアハウスのレクルームで歌の会をしているところ
14 　です。

15 　**―どんな感じでやってるんですか？**
16 　　歌いたい人が金曜日2時に集まって、テーブルについ
17 　て、母が準備した歌詞カードを配って、CDをかけて
18 　歌います。
19 　　うまく歌えなくても聞いているだけでもOKです。失

20 語症の人や聞いているだけの人もいます。メンバーは7
21 から10人くらいで自由な感じで参加しています。メン
22 バーは決まっていません。1時間くらいです。

23 —お母さんは、毎日どのように過ごしているのですか？
24 　夜はカフェテリアでご飯を食べますが、朝昼は自分で
25 ご飯を作っています。それと屋上の庭園を散歩したり、
26 園芸で草むしりやお花を育てたりしています。ここでも、
27 歌のメンバーと挨拶したり、話をして楽しんでいます。

28 —歌の会はいつからですか？
29 　母は一人暮らしの頃から、このケアハウスに住んでい
30 る友達のところに遊びに来ていました。その友達と歌を
31 歌うようになって、段々と歌いたい仲間が集まってきま
32 した。人数が増えて、ケアハウスのレクリエーションルー
33 ムで歌の会を行うようになりました。
34 　ところが母が病気になって、歌の会は半年くらい他の
35 人にお願いしていましたが、少しずつ元気を取り戻して、
36 ケアハウスで歌の会を再開してからの写真です。

37 —どんな歌を歌われていますか？
38 　美空ひばりや島倉千代子、唱歌、軍歌を歌っています。

39 —ケアハウスに移ってからお母さんはどうでしたか？
40 　母は、ぼちぼち元気になってきました。歌の会の人た
41 ちが母の戻ってくるのを待っていたのがうれしかったよ

42　うです。そして、歌の会にみなさんが来られるのが、張

43　り合いになっているようです。気をつけてみんなが歌え

44　る歌を探したり、リクエストに応えて、CD屋さんやデ

45　パートにCDを探しに行ってます。

46　**―ああ、そうですか？**

47　　参加する人の家族からお礼を言われたり、お土産を

48　持ってきてくれる人がいたり、声をかけてくれると喜ん

49　で話しています。

50　**―ああ、よかったですね。**

51　　娘の私から見ると、母には歌の会は仕事のように見え

52　ます。充実感を持ってやっているように思います。

53　**―昔はお仕事をされていたのですか？**

54　　母は、小売の毛糸屋さんをやっていました。人の対応や、

55　人と一緒にやること、人の役に立つことが好きな人です。

56　**―人の役に立つのが好きな人だったんですね。歌はどう**

57　**ですか？**

58　　歌は昔から好きで、病気になる前は、コーラスクラブ

59　に入っていました。

では、インタビューの内容を見ていきましょう。これから、
話し手は大切だと思っている、意味のある作業について話し

ます。

　インタビューを始める前に、まず、聞き手も話し手も、リラックスしましょう。

　お互いに興味を見せ、にっこりしましょう。

　話し手は、自由に話してください。聞き手は話し手の話に耳を傾けましょう。作業を思い描きながら、耳を傾けてください。その作業はどんな作業かを想像してください。

　写真の人はだれでしょう？　何をしているのでしょう？　どこで、だれと？

　前述のインタビューの内容は、実際にやりとりされたものを短く、簡潔に加工したものです。次に、インタビューの進め方を述べたいと思います。

聞き手のためのヒント

　話し手に耳を傾けましょう。

　作業をしているのは誰でしょう？　どんな作業でしょう？その人の状況はどうでしょう？

　例えば、パートをしながら2人の子どもを育てている女性の話、あるいは、仕事のために町から遠く離れた工場街に単身赴任している男性の話、あるいは、大学の近所のワンルームマンションに越してきた大学新入生の話などの例があります。

　さて、作業を見ていきましょう。

　小学生の男の子がゲームをしている、女の人が俳句を作って

いる、女子高生がカラオケに興じる、おじいさんがラジオ体操をしている、お母さんがお弁当を作っている。

　作業の形態はどうなっていますか？　誰と？　毎日？　その作業と空間、時間との関係はどうなっていますか？　作業の形態を意識してみましょう。何を、いつ、誰と、どこで、どのくらいの時間、どのくらいの頻度ですか？

　聞き手は、話し手に耳を傾けながら、作業を頭の中で思い描きながら話を聞いていきます。じっくり耳を傾けることが大事ですが、頃合いを見て、話を引き出してみましょう。

　インタビューの進め方には決まった質問項目はありませんが、ここでは先の話し手と聞き手のやりとりを例に少しヒントを出しましょう。

　この人の状況はどうなっていますか？

　今回のインタビューの 1 ～ 11 行目を見てください。聞き手は、葉子さんの状況を知ろうとしています。どんな人で、どこに住んで、どんな生活をしているか、ざっくり把握しようとしています。

　次に、作業の形態（作業、空間と時間との関係）はどうなっているのか、話に耳を傾けながら聞いてみましょう。聞き手は誰の話なのか？　どこで、いつ、誰と、何を、などについて、耳を傾けています。

　12 ～ 22 行、28 行から最後を見てください。聞き手は、写真に写っているのは、誰なのか、何をしているのか、歌の会は

どのような状況なのかを理解しようとしています。そして、葉子さんにとって、歌うという作業をもっと理解しようとしています。

　途中の 23 行目では、葉子さんの状況を知ろうとして、日常の生活に興味を広げています。

　28 行目では、葉子さんの生活の中で、歌うことがどんな位置づけにあるのか、探っています。どんなふうに歌の会が始まったのか？

　39 行目では、その作業がどう変化していったのか？を聞いています。葉子さんにとってどんな価値があるのか？　役に立っているのか？に話は展開します。

　興味を持って話し手に耳を傾けると、39 ～ 49 行目のように、お話は進んでゆくものです。

　ひとつ注意してほしいことがあります。質問攻めにならないよう注意しましょう。話し手には、自由に話してもらうことを心がけてください。話し手とその話に、興味を持って聞きましょう。話し手が話しやすくなるように、相槌を打ったり、ああそうですか、いいですね。といったりするのもいいですね。今回の聞き手は、話し手が自由に伝えたいことを話せるように、1、4、12、15、46 行目で、短い問いかけをしています。

　今回のインタビューの内容をザックリまとめてみましょう。

　最初に、聞き手は、葉子さんがどんな生活をしているのか、状況を把握します。

　それから、写真を見ながら、大切な作業の形態を探ろうと聞いていると、場所や時間についての話が出てくるだけでなく、話し手からは健康に関わることや、その人の価値や社会の価値についてのこと、その人の作業に影響しているかなど、色々な話が出てきます。その意味のある作業（今回の歌の会）と生活の他の部分との関係や、健康との関係や、ウェルビーイングのことや、大切なことが出てきます。どうしてその作業をするのか、何がいいのか？　そして、何が変化したのかも話されます。お話は話さなければならない理由があるから話されるので、大事なことが出てきます。健康、ウェルビーイング、大切なこと、意味のあることにアンテナを伸ばして聞きましょう。話しやすいように興味を持って一生懸命話を聞いてください。

　その人は、何が大切で、面白いのでしょう？　生きてゆく上で、どんなことに役に立っているでしょう？　どんなことを聞いたらいいでしょう？

　では、葉子さんの作業の形態、作業の機能、作業の意味をまとめてみましょう。

　葉子さんは何を、どのようにして、過ごしているでしょう？彼女の全体の日常生活と今回の大切な意味のある作業を考えて

いきます。

　葉子さんを作業的存在として理解します。

　彼女の状況は、どのようになっているでしょう？

　葉子さんは、マンションのひとり暮らしが難しい高齢女性です。ケアハウスに住んでいます。

　今回の歌の会は大切そうなので、見ていきましょう。

作業の形態

誰が、いつ、どのように、していますか？

ケアハウスの高齢者たちが、週一回、レクルームに集まって、
一緒に馴染みの曲を歌う
葉子さんはその会の世話をする

作業の機能

**葉子さんの適応、健康、ウェルビーイングによさそうですか？
影響を考えましょう。**

歌の会を世話することは張り合いである
生活に一週間のペースを作る
仲間作り。人の役に立つことで、充実感になる
ここの生活は安心できる

作業の意味

大切なことは？　葉子さんの価値は？　文化的価値は？

安定して、安心できる生活
人の役に立つ
仲間がいる

　では、あなたも自分の作業的写真プロジェクトをスタートしましょう。巻末に「作業的写真」ワークシートをつけたので、あなたの実践に利用してください。

手順1　話し手と聞き手を決める。依頼する
手順2　意味ある作業を見つける
手順3　許可をとる
手順4　インタビュー
手順5　作業の形態・機能・意味を確認して書いてみる

　誰が聞き手となり解釈しても同じ結果が出てくることはありません。正解もありません。
　話し手によって、話の長さも、話の内容も、深さも千差万別になるのは当然のことです。聞き手の受け答えや理解度によっても、話し手が話せることは変わってきます。話す量も内容の深さも変化します。さらに、話から解釈される作業の形態、作業の機能、作業の意味は、解釈する人によって変化の幅があると考えられます。この方法は、たった一つの正解を求めるものではないと考えてください。作業の見方を身につけて、作業に馴染み、理解を広げ、深めてください。異なる経験、知識を持つ聞き手が、その状況における作業的存在のあり様を、理解す

ることになるので、それぞれの結果には幅があることになり
ます。

第4章

多彩な作業的写真

実際の作業的写真、インタビュー、作業の形態、機能、意味

　本書は、私たちの日常生活の作業を健康やウェルビーイングとの絡みで理解するために開発した「作業的写真」という実践的方法を紹介することを目的にしています。読者のみなさんが、この方法を使って、作業の見方を経験し、身につけるようにお手伝いすることを意図しています。

　第1章では、詳しい説明の前に「作業的写真」がどんなものかを理解していただくために、具体的な例をお見せしながら簡単に説明しました。作業的写真は、日常の作業を健康との絡みで理解することを目的に、作業の見方を身につける実践法であること、さらに、本書の著者である私がどのように作業に興味を持ち、この方法に至ったかも述べました。

　第2章では、「作業の見方」を詳しく説明しました。作業科学を理論的基盤にしてその考え方を用いて、作業と健康の絡みをわかりやすく説明するように心がけました。

　第3章では、「作業的写真」プロジェクトの進め方を具体的にお話ししました。

　第4章「多彩な作業的写真」では、私の周りの人たちの写真とインタビュー、そこから理解した作業の形態、作業の機能、作業の意味を個別に述べます。読者の方には、掲載された写真とインタビューを通して、それぞれの作業を身近に味わってほしいと思います。実際の日常生活の中で作業はどのように表れ、状況に影響されているのか、健康と絡んでいるのか、理解が深まることを期待しています。

掲載された写真とインタビューの数にびっくりされる方もおられるでしょう。我々の日常の作業は本当に多彩です。我々はそれぞれの状況で、出来事に会い、環境に適応しようとして作業を繰り出しています。色々な人々が、それぞれの生活の状況で、作業を繰り出し、生活をつくり、健康を目指して作業をしていることを実感してほしいと思い、こんなにたくさん掲載しました。ひとりひとりの状況も様々ですが、作業も多彩であることが表れていると思います。さらに、同じような作業でも、個々の人の状況やそれまでの過去や歴史に影響されて、作業の形態や意味や機能も多彩であることもお見せしたいと思いました。なにより、色々な人々の作業が、それぞれの環境や状況に形作られている様子を味わってください。これらの多彩な写真とインタビューが、読者の皆さんにとって、作業の見方（作業的存在としての人間の生きる様子を作業を通して理解すること）をより身近にしてくれると信じています。

1．ギターを弾く

　30代の洋一さんは毎日娘にギターを聴かせます。写真を見ながら話してくれました。

―これは何をしてるところですか？

　僕が娘にギターを弾いて聴かせている写真です。

―いつ弾いてるんですか？

　ほとんど毎日、家に帰ったらまずギターを手に取って娘に聴かせる。朝も彼女が起きてたら、聴かせます。

―朝から？

　昨日なんか、時間あったから朝から聴かせてました。

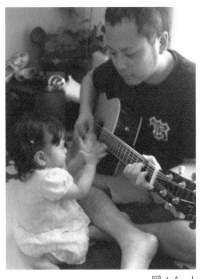

図：4-1

―何を聴かせるのですか？

　その時僕が練習している曲だったり、写真でも彼女が手を叩いてるんだけど、ずっと聴かせてる曲は手を叩いたり、ウーウー歌ってくれるので、喜んでやってます。

―お父さんが喜んでやってるんですね。

　写真では娘も一応喜んでいるはず。乗ってきてくれるんですよ、歌ってると。あーあー、と言ってハイハイしてくるので。

―これはいつからやってるんですか？

　おなかの中にいるときから。

―ギターは？

　僕のギターは二十歳の時からやっていて、その時付き合っていた彼女と別れて、何かに打ち込もうと思って始めたのが、ギターでしたね。ギターやりたいなと思って、歌が好きなので、14、5年弾いています。ギターって、誰かに聴いてもらわないと成立しないので。

―そうなんですか？

　はい、誰かが喜んでくれるから表現できるので、だから、娘が聴いてくれるので。嫁も聴いてくれるけど、娘は毎日聴いてくれるので。

―いつも、反応がいいの？

　聴いてくれる時間が長かったり、短かったりするけど、必ず来ますね。

　近寄ってきて、どっか行っちゃうときもあるし、膝のところに座っていることもあるし、調子がいいと、ギターを叩いたり、ポンポンやったり。

　嬉しいのは、弾き終わった後にギターを置いておくと、自分

で弾くまねをするんです。だから毎日聴いてくれてると思います。

―毎日の楽しみですね。

　僕にとっても、ギター弾くのが趣味なので、気分発散の一つなので、続けるし、ゆくゆくは、娘をヤマハピアノ教室に通わせて、一緒にできたらなーというのが夢ですね。

　そういう人がテレビ出てくると、うらやましくて、あれやりたいと。一緒にやりたいなと。

―今何歳ですか？

　1歳4か月です。

―じゃ、反応するのが、楽しくて仕方がないんですね。

　楽しいし、自分としては、普段いないことも多いので、親として、僕の存在を認めてくれているような、ギター弾くのがお父さんみたいな、存在証明みたいなのがあって。

　休みの日に風呂に入れるんですが、他には何もやらないので、娘と関係を作る一つだと考えていますね。

作業の形態：洋一さんは幼い娘に毎日ギターを聴かせる。
　　　　　　　娘も楽しそうに反応している。
　　　　　　　数少ない父と子の時間である。

作業の機能：父親となる。娘の成長を楽しむ。
　　　　　　　父と子のつながりを作る。
　　　　　　　将来へつなぐ。

作業の意味：子育てに参加する。父親の役割。共に楽しみ生
きる。

2．ブラジル旅行

　由美さんは 20 代女性、母親の祖国ブラジルへの旅行につい
て話しました。

（由美さん）私は 20 代の女子です。去年の 6-7 月にブラジ
ルに旅行に行きました。

　かっこよく言うと、自分のルーツを探すためにブラジルに
行ったと思ってます。

　私は日系ブラジル人のお母さんと日本人のお父さんの間に日
本で生まれました。

　国籍は日本で、27 年間
日本で過ごし、日本語しか
話せません。

　小さいころからブラジル
人のお母さんから生まれた
ハーフである自分のことを
コンプレックスに思ってま
した。小学校中学校にお母
さんが来たり、家に友達が
来ることがあると、いじめ
られたり嫌なことを言われ

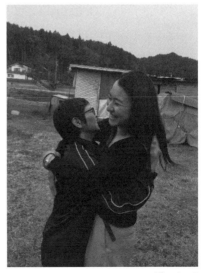

図：4-2

ることはない環境だったけど、時々言われる言葉の中で、私は
くせ毛だけど、お母さんがブラジル系だからくせ毛なんだよね
と言われたり、他愛のないことだけど、すごい引っかかって、
褒めてくれたんだろうけど、外国人の血が混じってるから目鼻
立ちがいいんだねと言われたり。ブラジル人、外国人と言われ
ることがコンプレックスだった。コンプレックスを解決したい
という思いがあったからブラジルに行くことになったと思う。

　ブラジルと言うことがひとつ自分の中で嫌だったんだと思う。
ブラジルという国のイメージがあんまりよくないと感じていた
から、ブラジル人の血が混じっていることが嫌だったと思う。
危険な国、適当で、おちゃらけて、お調子者のイメージだった。

　小さい時、ブラジル人から生まれたからあいつはこうだと言
われないように、勉強頑張った。いい子でいないと何か言われ
るんじゃないかと。そういうお母さんだからできないと言われ
るのがくやしかった。

　ブラジルの一か月間は、お母さんの妹家族の家で過ごした。
母の妹、その旦那さん、いとこ、その娘二人、そのお兄ちゃん、
私のおばあちゃんが一緒に生活していました。特別なことはな
く、その家族と一緒に暮らしていた。一緒にご飯を食べて、午
前中はおばさんがお掃除するのを手伝って、一緒に市場に行っ
て、夜は旦那さんもいとこも帰ってきて、一緒にご飯食べに行っ
たり。

　私の中でうれしかったし、印象的だったのは、私を喜ばせる
ために日常生活に詰め込ませてくれた結果、平日の仕事終わり
に一緒にご飯を食べに行ったり、友達をたくさん呼んで、その

中に私を交ぜてくれたり、お世話になったご家族だけじゃなく、親戚の家族も呼んで、家族と過ごす時間、友達と過ごす時間、色んなブラジルのみなさんと触れ合う機会をもらったことがうれしかった。

　みんなとっても積極的で、日本人の女の子が来たというのがうれしかったと思うんですけど、日本語しか話せない私に、英語でしゃべろうよと言ってくれたり。コミュニケーションはどうやって取っていたかと言うと、スマホのアプリを使って、細かいところが通じたのかわからないけど、みんな積極的に話してくれた。

　みんなの家族愛に触れたのがよかった。ブラジルの皆さんは誰とでも、親戚でも友達でも、初めて会ったひとでも、出会った時にハグで挨拶して、別れる時も 30 人でも、30 人全員とハグして別れますね。すごい楽しい。そこに私も交ぜてもらえて。ただ旅行に行っただけだと、おいしいもの食べて、観光地を巡って終わるだけだけど、一緒に過ごせたのがこのブラジル旅行はよかった。

　おばあちゃんがいるんです。生身のおばあちゃんに会えたのが、なかなかない。他の家族も親戚で血がつながっている感じがするんですけど、おばあちゃんは本当に近い気がして、そのおばあちゃんに会えたのが、おばあちゃんが死んじゃう前に会えたのが。会いたいと思ってた。写真の中でしか会えなかったのでうれしかったです。

　そのおばあちゃんは、認知症になっていて、糖尿病で目も見えない。おばあちゃんは日系人で日本語を話すんです。

　怒ってしまうタイプの認知症で、一か月の中で、穏やかに話

ができたのが二日だけだった。二日間だけは、日本語で日本人の私に日本にいた時のことを思い出して話してくれた。私の中で、私の日本人というのに関わってくる、違うかもしれないけど、自分のおばあちゃんに会えたというのが、ブラジルに行ってとてもよかった経験。

―おばあちゃんと二日間だけど一緒に過ごせた感じだったの？

　おばあちゃんは、おばさんたちに、日本から由美なんか来るわけないとずっと言ってたらしい。ポルトガル語で。日本から来るわけがないと、信じない。私が日本語で話しても不穏になってしまう状況でみんな悲しそうな感じだったんですけど、私がおばあちゃんと話したとき、日本語で話しているので、みんな何を言っているかわからなかったと思う。その様子を見てみんな泣いてくれて。

　ブラジルって、嫌だなと思っていたけど、こんなに温かい人たちがたくさんいるんだとブラジルのことが好きになって、それが一番の収穫だった。

　日本に帰ってきて、お母さんとハグをする習慣を受け入れられるようになった。前は、お母さんから、ハグしようとしていたけど、私はハイハイハイ（消極的な感じの声）という感じだった。今は私からハグする。私から近寄ってするようになった。大分変わったんじゃないかな。

―こだわりが消えたように聞こえますね。アイデンティティーですね。受け入れられないものを抱えていたのが、もうないですね。

はい。

作業の形態：ルーツ探しのため、ブラジルを訪ね、親戚と一か
月生活を共にした。温かく受け入れられ、楽しく
過ごした。認知症のために会話が難しい祖母とも
話すことができた。帰国後、母に対して積極的に
ハグするようになった。

作業の機能：ブラジル系であることにコンプレックスがあった
が、ブラジルの家族との温かく親密な交流を通し
て、ブラジルとのつながりを作った。祖母とのコ
ミュニケーションが由美のルーツの確認を可能に
した。ブラジル文化を体感し、ブラジル系である
ことを受け入れて自分のアイデンティティーをポ
ジティブに再構築した。

作業の意味：意味の変換が起こっている。ブラジルの家族との
交流は、これまでネガティブに捉えていたブラジ
ル人であることの印象を肯定的に変化させた。

作業の見方

3. コロナ自粛

　アサ子さんは 40 代後半の病院勤務の作業療法士で、中学生
の娘がいる。インタビューを行った 2020 年 5 月は、コロナ
感染防止のための外出自粛開始から 1 か月半たった頃だった。

アサ子さんは、最近数年間、平日は仕事に、週末は資格試験の勉強のために追われていた。資格試験が終わったのと、コロナによる外出自粛が始まったのがほぼ同時期だった。アサ子さんは、外出自粛によって変化した日常の生活について話してくれた。

―コロナ後の生活はどうなりましたか？

外に目を向けることが少なくなった。以前は、土日は平日のストレスを発散するためにショッピングセンターに買い物に行き、食事、外出が多かった。月に 2-3 回あった。家の中をおざなりにしていた。

コロナになってからは、家でご飯を作らなくっちゃいけなかった。以前は、気分が乗らないと手の込んだものは作らなかった。今回、手の込んだものを作ったときに写真を写すようになった。写真は久しぶりの鳥のさっぱり煮とフレンチトースト。子どもに料理を教えた方がいいなと。時間があるし、気持ちに余裕があるので、子どもと料理をすることが増えた。前は、仕事で疲れて教えることはなかった。仕事と資格試験の勉強で余裕がなかった。

ステイホームで、身の回りのことに目が届くので、自分の生活や仕事のことをじっくりと考える。仕事と家庭の両立、政府の働き方改革もあるので、働き方が変わるかな。

仕事は、コロナだからといって、特に病院業務に変化はないが、学会はキャンセルされるので発表や準備がなくなった。学会準備には時間とエネルギーがかかるし、責任もあった。

―コロナで外出が減少し、家の中を整理整頓することが必要なことに気づいたのですか？

　学会発表の準備がなくなり、ストレスが減少し、余裕ができた。これまでは、やみくもに頑張ってきた。資格を取って仕事の軌道修正をしようと考えていたが、コロナに遭って、雇用の安定した今の仕事を大事にしなくちゃと考えた。今何ができるかと考えた。職場の後輩にも、今仕事があることは幸運だと伝えていこうと思う。

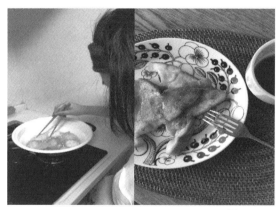

図：4－3

作業の形態： コロナ感染予防のため、不要不急の外出を自粛した結果、仕事も私生活も活動範囲が狭まった。仕事のストレスが減り、余裕ができた。アサ子さんの生活パターンは大きく変化した。自宅の作業が増えた。手料理をし、娘にも料理を教え、生活空間を整理整頓した。今の仕事を大切にし、後輩指導にも力を入れ直すことに決めた。

作業の機能：アサ子さんにとってコロナによる外出自粛は、今の日常生活と将来をじっくり考える機会となった。その結果、今のコロナ禍で起こりつつある状況に適応するため、アサ子さんの作業選択には変化が起こった。生活の中心となった自宅の生活空間を整理整頓し、娘に生活スキルを伝え始めた。自分のキャリアプランを再度検討した。

作業の意味：予期せぬ状況に遭い、忙しい日常で気づかなくなっていた日常生活の大切さと安定した仕事の重要さに気づいた。日常生活と将来設計を整理した。

作業の見方

4．ホームパーティー

　未来さんは高齢の母とホームパーティーを開き、長年の友人を招待します。

―この写真は何をしているところですか？

　９０歳の私の母です。母はケアハウスに住んでいて、私はマンションに住んでいて、近い距離だけど別々に住んでいます。私と母は年に4-5回ホームパーティーを開いて母と私の友達、みんなお互いよく知った人を呼びます。母の友達は８０代後半、私の友達は６０代の人。ホームパーティーの前に、母と二人で準備しているところです。お母さんあれやって、これやって、と私が言って一緒に準備しているところです。

―パーティーをやろうっていうのはいつもどなたが言い出すんですか?

　私です。母は高齢なので一人で人を呼ぶのは、あんまり考えていないみたいです。実際には難しいと思う、料理をして色んな準備をするって。だから私が、お母さんそろそろやろうかって言って。それで母がサクラさんとサワさんに電話してスケジュール調整をして日程を決めるという感じです。

―お母さんとしてはお手伝いって感じ?

　お母さんはお手伝い気分ですね。そろそろって聞いて、じゃあいつ頃ねって。今度だったらちょうど花見の季節ね!みたいな感じで。それじゃあ何を作ろうかって言って、母が言うことはあるけれども私がじゃあこれにしようか、TVでやってたやつが面白そうだとか、最近食べてないよね、お好み焼き食べて

ないよねとか。じゃあお好み焼き作ろうかみたいな、そんな感じで決めて。それじゃあ材料はこれこれだよね。じゃあお母さんこれとこれとこれと買ってきてとか。これはあるからとか話して決めて準備を2人でします。

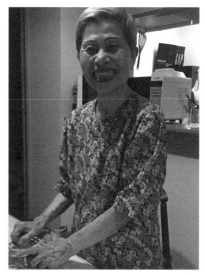

図：4-4

―お友達が2人ってことですが4人でやってるんですか？

　そう、そう。

―お母さんのお友達と未来さんのお友達と……

　4人ともよく知っているのね。

―集まった時ってどんな話をするんですか？

　誰かの誕生日にひっかけてとか、新年会にひっかけてとか、みんな1年元気でよかったねとか何かいいことがあったらお祝いっていう感じ。それから、年をとってこんなに忘れてホントにー！とか、あそこが痛いとか、ここが痛いとか、目がショボショボするとか、病院に何か所も行くとか。サクラさんが週に1回社交ダンスのサークルをやってるわけよ。長いんだけど集まる人が段々少なくなってきたとかいう話をして、いつまでできるかねって話をしたりとか。最近、料理を焦がして娘に叱られて、大変だったのよと愚痴を言って、みんなが、たいしたことなかったからよかったじゃないのって、そんなこともあるよ。大丈夫！大丈夫！って話して。

　私も母にはきついこと言ったりもしているけど、サクラさんに対しては寛大に見ていられる。そうよ大丈夫よーみたいな話をする。割とたわいもない話。あれがおいしいこれがおいしいとか。

―すごく楽しそうですね。みんな楽しそうに来てニコニコして帰る感じですか？

　そう。久しぶりー、どうしてた？って、近況を言ったりとか。

私は自分の近況を話すより母とかサクラさんの話を聞いている
方が多いですね。

**―普段お母さんは一人で住んでいるので、話をする機会も少な
いのですね。こういう機会って楽しいとか言ってますか？**

　そうそう。母は一人で人を呼んでホームパーティーはできな
いから、ちょうどいいみたい。うれしいんじゃないかな？　も
ともとどちらかと言えば、人と集まるのが好きだからうれしい
みたい。前は人を集めてお食事会とか友達とやってたみたいだ
けど、もうみんな来れないって。なんとかさんが死んじゃって
とか、なんとかさんがボケちゃってとか、お友達とどこかに出
かけるなんていうことはもうほとんどないよね。

―じゃあ、すごく貴重な機会になっているんですね。

　そう。昨日なんかもケアハウスでお花見会があって、バスで
お花見に行ったんだよね。そういうのがものすごく楽しみって
感じ。自分ではホームパーティーはもう開けないからね。

―お母さんと 2 人でいつも準備するんですか？

　何を作ろうか。ちょっと試してみよう。いきなり作ってみよ
うとか。久しぶりに作ろうとか決めて、お買い物はおかあさん
に買ってきてねって、私のところでやるから何時に来てねって。
じゃあお母さんこれ切って、お米炊いてとかああだこうだ言い
ながら一緒にやってって感じですね。

―片付けも 2 人でやるんですか？

食べ終わったら大抵サワさんが「じゃあ片づけましょうか
ね」って自主的にお皿を洗い始めてくれるわけ。片づけるのは
私とサワさん。私が冷蔵庫にしまったり、これ持って行く？と
タッパーに詰めたり。その間もお母さんとサクラさんはしゃ
べっている。それでおやすみーって３人が帰っていく。

―お母さんはこのパーティーについて感想とか言うんですか？

楽しかったよねとか、サクラさん元気だったよねとか言いま
すね。喜んではいると思うよ。ニコニコしてるもん。一生懸命
準備するからね。

**―段々こういう場がお母さんにとって貴重な場になってくるん
ですね。**

そうね……。自分のためってよりは、母のために開いている
ようなものね。それにたまには４人で食べた方が楽しいもんね。

―面と向かって親子で話すってよりも……

親子で話すことってそんなにないし、４人でしゃべってると
お母さんもしゃべるし。

お母さんと２人で話して、娘としてそんなん自分でやって
よってことも４人で話していると、サワさんも６０代でお母さ
んがいるのね。だからこう、しゃべりやすい。もう！とか２人
でしゃべりやすい。あっちはあっちで、おばあさん同士で話し
ている。長生きしてよねって感じかな。

―楽しめる場でもあり、日々のお母さんの変化を感じる場でも

あるんですかね？　そんなに頻繁じゃないけど、まだ始めて1年ちょっとですかね？　パーティーの中でもだんだん何か変わってくるんですかね？

　それもあるかも。家でパーティーやる前も、年に1回ずつくらいずっと外食してた。10年くらい。みんなその前から知っていた。それで私としては、お母さんのことよろしくねって感じがあるんです。サワさんにもサクラさんにも。こうやって集まりたいよねって、それで集まってきてくれるからちょうどいい感じ。親しくてよくわかって信頼できる人がいて、時々会ってるってことは精神衛生上いいなって気がする。そういうのを自分のためにも母のためにもやってる気がする。

作業の形態：高齢の母と娘が、ホームパーティーを開き、長い付き合いの友人を夕食に招待する。協力して連絡、準備をする、友人が片づけをする。みんなでおしゃべりを楽しむ。

作業の機能：人と楽しむ機会をつくる。祝う、承認する、生きていることを支える。

作業の意味：長寿、生きていることを祝う。支える。

5. テニスとガーデニング

絵里さんは、60代の教員です。趣味であるテニスとガーデニングについて話しました。91ページの写真は絵里さんの玄関前の鉢植えです。

—よくされることについて話してください。

趣味でいいですね。ずっと楽しんでいるのがテニスとガーデニングです。

テニスは中学1年から始めて高校3年まで（途中やってない時期があった）。……今は週2回くらいはやってます。テニスは今が一番楽しくて、一番上手になったかなと思う。

—何がそんなに違うんですか？

ずっとやっていて、高校の時も地区の決勝まで行ったり、結構やってたんです。

最近は力を抜くといいボールが行くというのがわかって、がむしゃらにやるんじゃなく、力を抜いて打つ瞬間に力を入れると良いボールが行くと最近気がついて。今非常勤なんですが、……週休5日になって、暇な時間ができたのですが、仲間がいないとテニスはできないので、色んな人に誘われて、とにかくゲームが楽しくて、色んなレベルの人とすると緊張するんですが、楽しかったなあという感じで続けています。

—何が楽しいのですか？

学生時代は部活だったので、楽しかったのか、わからないです。高校時代は厳しい部で夏休みもお正月もずっとやって、つらくて辞めたいと思ってた。試合、県大会目指してたんです。その仲間とは年に1回会っている。何であんな苦しいことやっていたんだろうね、というくらい。楽しいわけでもなく。友達がいるから、コーチの先生が怖いからやっていたけど嫌いではなかったと思います。

―辞めてしまわなかったのですね。

　上手になるのが楽しかったんだと思います。試合であまり勝てなかった。高3の最後に準優勝したくらいで。あまりいいことなかったです。就職してからも、職場でする機会があって、レクリエーションとしてやるにはすごく楽しかったです。ボールを見てやってると、他の嫌なこと考えない。仕事の悩みや、子育ての悩み、色々あるけど、ボールを追ってる時間て、それしか考えてないし。終わるとダーッと汗かくんですよね。ずっと走ってるから、すごく汗かくんですよ。テニスって、足使うから、アシニスって言うんですよ。究極の意地悪ゲームなんですけど、人のいないところを狙うから。

　私は前衛だから、パーッと決めたりすると、気持ちいいし、また帰ってきてからのビールがおいしいです。楽しいからずーっと続いていたんです。子どもが小さい時も合宿に誘われて行ったり。試合に出る？と言われたら、出て。今みたいにコンスタントにはやってなかったけど、職場では必ずやってましたね。何が楽しいって、好きなんですかね。

―ボールを追いかけて集中して我を忘れてと言う感じですか？

　集中して、思ったところにボールが打てたとか、きれいに打てたとか、今日の絵里さんのよかったねとか、みんな言ったりするじゃないですか？　自分でも、こっちに上手に打ったら、決まったなと。ウチに帰ってからも、今日のあれ、気持ちよかったなと思ったりして、単純なんですけど。うまくいかない日も多いですけど、そういう、スカッとする感じですかね。心も、身体もスカッとする。ストレス解消と言うか、それプラス技術の向上も。続けてれば、ちょっとずつうまくなるというのが魅力です。

―もしも、テニスができなくなったら、どうですか？

　2年前に……足首を骨折したんです。……プレートとボルトを入れる手術をした。3か月後から復帰した。その間、水中歩行したり、ヨガしてました。テニスできなくて、残念だなと他の汗かくものをやってました。歩いたり。

　でも、骨折したことで、自分の身体を見直す機会になって、骨密度が下がっていたから、もっと骨に刺激与えるようなことをしなくちゃいけない。自転車ばっかり乗ってちゃいけないんだなと。歩いたりしないといけないと思ったり、筋肉をつけないと、気持ちだけでやっていると怪我する。筋トレのプログラムに出るようになって。

―テニス続けたいからですか？

　両方ありますね。テニス続けたいのもあるけど、転んで怪我したりするのは身体の使い方がどこか悪いのかなと思って。姿

勢とか、身体全体を見直しているので、テニスだけをしたいというのではないですね。テニスの後のストレッチとか、メンテナンスもきちんとやろうと。

　小学校の教員やっていたから、狭い世界にならないように気をつけて、スポーツクラブに入った。今も教員じゃない人たちと付き合うのは楽しい。自分で調節して、違う世界の人とやるのは楽しいなあ。世界が広がって。違う場所、違う空気で切り替えて、また、仕事頑張れる。

―ガーデニングについて話してください。

　ガーデニングは子どもの時から好きだった。両親も好きだった。花の咲く木がたくさんあって、どこに何の木があったか覚えている。それが原体験みたい。

　小学校で植物採集した。原っぱでセイタカアワダチソウで遊んだ。

　ろうけつ染めで茗荷を描いた。

　結婚してから、ガーデニングを始めた。家系的に植物に縁がある人が多い。

　植物はね、忙しい生活なのに庭をきれいにしていると言われるが、仕事では、子どもも、大人もしゃべる。でも帰ってきたら、植物はしゃべらない。しゃべらな

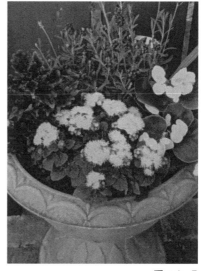

図：4−5

いけど、ただいまと言って、癒されたりするけど、世話した分、必ず返してくれる。ちょっとしおれてきたとか、溢れてきたからハチを替えてあげたり、その植物ごとにちょっと手を加えてあげたりすると翌年すごい花咲いたり、これまた咲いちゃったよ、これ何年も咲いてるよとか。すぐには結果出ないけど、そういう醍醐味です。育てる。こたえる。物静か。

　話していて、私、自分癒しをしてたんだと気がつきました。

テニス
作業の形態：途中休みがあったが、50年以上テニスを続けている。今が一番楽しい。学生時代、部活はきつくて辞めたかったが、スキル向上、仲間と一緒だから続けた。教員になってからは、仕事とは別の世界の人々とスポーツクラブでテニスすることが楽しかった。ボールに意識を集中して追いかけると、日常の嫌なことを忘れ、ストレスを発散できた。60代でテニスで骨折したが、テニスに復帰するために、身体をケアするようになった。

作業の機能：学生時代は、テニスを通して、スキル向上、仲間づくり、所属に役立った。教員時代は、仕事や日常をリフレッシュし、バランスを取りながら、日常生活を継続することができた。テニスを継続するために自分の身体をケアするようになった。

作業の意味：日常生活を継続するために、支えてくれた。自分の感覚を持てる。

ガーデニング

作業の形態：幼少期から植物に馴染んできた。今は、自宅の庭に花を咲かせている。仕事で忙しい時も常時植物の世話をしてきた。植物は世話すると成長し、花が咲くのが楽しい。

作業の機能：世話すると返してくれる。癒される（健康感）。

作業の意味：セルフケア。

作業の見方

6. 自転車乗り

　奈美恵さんは40代後半の女性、11歳の娘の自転車の練習について話しました。

―娘さんですか？

　小学校5年の娘です。自転車に乗ってる写真です。これまでにも何回か自転車に乗れるように練習していたんですが、スムーズに乗ることができなくて、緊張が入ってハンドルをしっかり持つような態勢だったので、遠くまで自転車で行っては駄目よと、規制していたんです。子どもも自転車に乗りたがらなくなって。……5年生になって夏休みが始まる少し前に、自転車に乗りたいから自転車が欲しいと急に言うようになって、……練習し始めたときの写真です。

　娘には目的があったんです。自転車に乗りたいという。夏休

みに友達とプールに自転車に乗って行くというのを約束していたので、自転車に乗りたい、自転車が欲しいというのがきっかけです。

乗れるようになったんです。でも、結果的には、お友達の都合でプールに行くのがキャンセルになって、達成はしなかったんですが、プールまで何回も往復したので、手に緊張も入らず乗ることができたので、本人の自信にはなった。

最初は近所の公園のアップダウンがあるところで練習して、その後実践的に歩道とか、車通りの多い道、狭い道を経験させてからプールまでのルートを一緒に、私が早足でついてきながら、自転車で行ってもらった。後ろからついて行きつつ、距離も離しながら、遠くから見ていたりとか、お母さんここまで行くから、後から自転車で来なさいとか、そういうやり取りしながら自分で乗れるような経験をさせてきました。私は後ろから歩いたり走ったりしながら。

―娘さんはどんな感じでしたか？練習して？

私が結構厳しいので、泣いたりしてました。でも、弱音を吐くことは一回もなかったです。歯をくいしばりながら涙をこらえながら。

本人としては、絶対やってやろうと思ったと。達成した喜びはすごくあったみたいです。自転車に乗って、結局プールには行けなかったんですが、プールまで行くという経験をさせたので、そこまで行くという経験は自信につながったみたいです。

―自転車に乗ってどこかに行くということは娘さんにとってど

ういうことなんでしょうか？

　自立でしょうかね。プールに行くのも、私が車で送っていく
という手段も取れたはずなんですけど、友達と行きたいと、親
の手を借りないで、友達と行きたいというのがめばえたんです
かね。友達と約束したから、友達と行くと。親はそこにはいな
いというところだったんだと思う。

**―自転車に乗るということは娘さんにとってどんなことなんで
しょうね？**

　親から離れることですかね。親から離れて自分の世界を広げ
ることでしょうね。

　駄目なものは駄目と諦めちゃう子なんですけどね。このとき
はしつこかったですね。週に何回も聞いてきた。今から思えば
珍しいですね。そんな風に聞いてきたことが。

　これがきっかけでお友達
と一緒に何かをすることを
去年よりももっとするよう
になった感じはありますね。

**―こういう作業は大人から
離れてゆく手段なんでしょ
うね。**

　そうでしょうね。印象に
残っているのは、何回も自
転車まだかと。何度も聞い
たのはこれまでなかったの

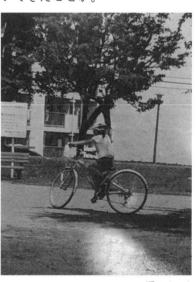

図：4-6

で。やり遂げたかったこと、自転車に乗ってプールに行くというのは。やり遂げたいことだったと思うんです。

　本人としたら、冒険のような感じだったんだと思います。プールではないけど、友達の家に自転車を使って行くというのが冒険というか、ワクワクしちゃうような。

—ひとりでね。大人の庇護の下から離れて。冒険ですよね。

　できたよー、と言っていたので。

作業の形態：11歳の娘は母に手伝ってもらって自転車乗りの練習をした。娘は友達とプールに行くために、転んでも練習を続けた。自転車に乗れるようになった。娘はやり遂げた。

作業の機能：成長。スキル向上。

作業の意味：自立、チャレンジ、冒険。

7．勉強をする

作業の見方

　昭二さんは20代の男性です。弟の裕次郎さんの勉強について話しました。

　弟が勉強机に向かって勉強しているところです。弟は理学療法学科に通っていたけど、4年生の秋にやめて福祉施設で働いていました。そんな弟がもう一度、理学療法の学校に入り直した。

人生の転機になってもう一度目標に向かって走り出したところです。

　今の学校は、あまり自由な時間がなくて、毎週月曜日にテストがあり、弟は基本的には毎日勉強している。真面目だなあ、コツコツやって。

図：4−7

―昭二さんと同じ部屋ですか？

　基本的には、背中合わせに座っていて。小さいときから。

　僕は最近家では勉強しなくて、病院の図書館でやってます。

―このテーマは何でしょう？

　弟の再出発。今の弟の生活スタイルは、奨学金貰いながら、アルバイトして、テストあるから勉強して、遊びに行くことが減りました。

―前は遊んでいたんですか？　今のことについて本人はなんて言ってますか？

　弟は 20 代半ばで、周りの学生たちが 18 歳、19 歳で、馴染めないことはないが、一緒に遊びに行くことはない。弟は休みの日も家にいることが多い。

—一日中勉強？　こんな大きな変化に対してパッと切り替えられるのは、えらいですね。

　以前一緒にサバイバルゲームをしていた友達が転勤して、職場の異動があって、関わりがなくなった。今はサバイバルゲームはしない。

　今は勉強に集中している。

—なぜ学校に入り直したのですか？

　理学療法は、自分が一度は目指したもので、勉強したのに、職場でリハビリのことを言っても、受け入れられなくて、ライセンスがないといけないと。それで、弟は資格を取ろうと。

—目標は何でしょう？

　弟がどういうところで働きたいかは、自分は知らないが、最後までやるのが弟の目標と思う。

—御家族は協力的ですか？

　家族は最初お金のこともあるので反対していたが、今は弟が自分のお金で行くからと、見切り発車で入った。家族はサポートするしかない。

—今の生活について弟さんは何か言いますか？

　発散する場所はないと思うが、弟は文句は言わない。

—ストレスがかかっているけど、文句も言わずに一生懸命やっているのですね。彼は勉強することをどう感じているかしら？

３年間のブランクがあるので、忘れていることがあるが、先生や同級生は自分の経歴を知っているのでできないところを見せたくないと言っている。

　テストの順位を僕に言ってくる。３番だったと。社会人枠の人もいて、結構競争がある。それで、頑張ろうと。

―前とは違いますか？

　前は遊びに行っていた。今は周りから見られているのもあると思う。

―睡眠は？ちゃんと寝てる？

　弟は勉強のスタートが遅い。昼間寝て。２時くらいまでやってる。調子はよさそう。

―では、家族の人は、弟君に何を期待しているのでしょうか？

　人の役に立つとか、社会から認められること、表彰されることを喜ぶ家族なんですよね。弟は一度挫折しているので、家族はもう一度挑戦して同じような失敗を繰り返すことを心配しています。

作業の形態：裕次郎さんはかつて退学したが、ライセンスをとるという目標のために再入学して懸命に努力している。

作業の機能：今は人生の転機である。現実的に自分の将来を捉え、勉強している。勉強を通して、職業的アイデ

ンティティーのステップを構築している。

作業の意味：個人的意味──人生の再起をかけること。周囲に
も、家族にも認めてほしい。

社会的意味──職業的アイデンティティーを築く
こと。人の役に立つことに価値を置く家族の期待
を回復する。

作業の見方

8．帰省

　彰一さんは30歳の教員です。夏に実家に帰省しました。今
回の帰省は友人の結婚式の出席も兼ねていました。

（彰一さん）これは僕が今年の夏に実家に帰省したとき、地元
の駅で撮った写真です。
　自分と子どもとおばあちゃんが一緒に帰った。嫁は一緒では
なかった。

―何日くらいでしたか？
　7月の中旬の16、17、18、土、日、月でした。自宅から
実家のある〇〇市に行きました。
　僕は3日間だけで、子どもとばあちゃんは1週間滞在しま
した。
　息子を実家に連れて行ったのは2回目です。

—帰省中に何をしましたか?

じいちゃんと自分の弟、この子のおじさんと一緒に食事や遊びに行った。

ひいばあちゃん、ひいじいちゃんにも会わせたかった。いつが最後になるかわからない。

親戚にも会った。

—どうでしたか?

前回帰省したときは息子は1歳だった。今は3歳でしゃべる。成長したと、みんなが言ってくれて、自分もうれしかった。ピースがやっとできてみんなも携帯で写真とって。

—皆さんとはどんな話をしたんですか?

おやじ、ひいじいさんと、自分と息子と、「4世代そろった」と父が言った。日ごろ静かな人がテンションあがって、写真を撮ろうといって、自分はびっくりした、そんなこと言うんだと。

集まってよかったと思う瞬間だった。

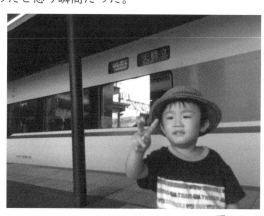

図:4−8

作業の形態：彰一さんは毎夏家族と実家に帰省する。今回は3
　　　　　　歳の長男と母と一緒に、故郷の父親、祖父母、弟
　　　　　　に会いに行った。友人の結婚式にも出席した。久
　　　　　　しぶりに家族で写真を撮り、食事を楽しんだ。

作業の機能：遠くに住む実家の家族とのつながりを確認する。
　　　　　　祖父母、父と一緒に子どもの成長を祝福する。

作業の意味：世代の連続性を確認すること。その中で自分や家
　　　　　　族が生きていることを確認すること。

9. 料理をする

作業の見方

　清恵さんは50代女性で産婦人科病院に勤務している調理師
です。今の職場で調理すること、さらに、彼女の生活・人生の
中で料理がどんなに大切なものかを話してくれました。

―清恵さんがお料理するんですね。

　そう献立も考えて。基本的な献立はあるんですけど、その通
りにやらないので。自分の好きなように変えていい会社なので。
4週間分の基本献立はあるんですけど、例えば、チキンカツと
書いてあっても、とんかつに変えるとか。勝手に変えていいん
ですね。おいしい物さえ出せばいい会社なので。私の相棒さん
は和食系で出すので、私はどっちかというと、洋食系で出しちゃ
う。かつ丼と書いてあっても、サラダに変えるとか、私勝手に

変えるの。特に
日曜日は変わっ
たものを出しが
ちなので、日曜
日のランチで出
したものです。

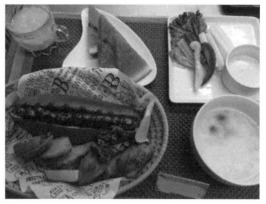

―清恵さんは病院で働いています。誰のために作っているのですか？

　基本的には患者様ですね。産婦人科なので赤ちゃんを産んだ若いお母さんが主ですね。後は職員、理事長先生、院長先生、あと看護師さんたち。

―この仕事はいつからですか？

　調理の仕事は 37 からなので 15 年近いですね。

―どうしてこの仕事を？

　子どもが小学校に入って、働きたくって、とにかく外で働きたくって。主婦業ばかりやっていたので、何にも手に職がなくって、調理以外に考え付かなかったですね。調理始めてみて、自信もなくて、今までお料理って、家族のためだけにやるものだったので、お料理をして人からお金をもらうというのが、考えられなかったんですけど、他にできるものはないしというん

で、やってみたら、すごく楽しくて。作ったものを、お金を出して食べてくれる人がいるというのが、すごく新鮮で、おいしかったと言われると自信が出てきて。最初に入ったパート先（中学校）が自由にやらせてくれたので、献立もやらせてもらえるようになって、私も当時小学生がいて、男の子たちが好きなものはわかりやすかったので、中学生の男の子たちに受けるようなものが作りやすくて、すごく楽しくって。それから、ずっと、パートから始めてフルタイムで働いて、資格も取って。スキルアップしてきて。

―家族じゃなくて、人のために料理をするのは新鮮だったのですか？

　新鮮でしたね。お料理は私、子どものころ、中学校に入ったときに、母が、家で農業してたんですけど、あまり身体が丈夫じゃなくて、私は長女なんですけど、みんな部活をするんだけど、母から、あんたは部活はやらないで、毎日家に帰ってきて晩御飯を作りなさいと言われて。私も何も思わずに、それでいいと思って、学校終わったら毎日さっさと家に帰ってきて、家族5人分のお料理を作っていたんですね。そこから、お料理を始めて、自分がお料理が好きという自覚もなかったし、ましてや、人にお金をもらって作るという、そんなのはプロフェッショナルなすごい人たちがやることだと。私ができるわけがないという感じだった。お料理の道に入ろうとは思わなかったですね。高校卒業して、公務員になりました。

　子どもが小学校入って、パートを始めようと思った時、料理以外に考え付かなくて、結局合ってましたね。ずーっと、

ずーーっとこれをやろうと、思いました。その時に、お金もらって、おいしいと言われて。すごく新鮮で。あっ、できる、みたいな自分に自信が出てきて。

初めて一緒にパートに行った人たちは調理師さんもいたし、栄養士さんもいたし、経験豊富な人もいたし、でも一生懸命やったら私は下手じゃなかったんですね。経験なかったんだけど、自信がついて、という感じですね。自信をくれました料理は。

―それはすごいですね。

料理やってよかったですね。人生変わった感じですね。

―今は毎日シフトが変わる生活ですか?

そうですね。早出があったり、遅出があったり。休みも曜日関係なく交代で。でも、今のところは早出でも7時です。5時の現場は大変だった。1年で辞めました。5時に仕事始めなの。

―朝7時のシフトだと、何時に起きるんですか?

朝6時半に家を出るので、5時半に起きて、お弁当を作って、6時半よりちょっと前に家を出て、7時10分前から仕事に入って。

―入ったらどうするんですか?

朝ごはんを8時に出すので。でも、朝はそんなに大変なものは作らないので。ご飯の日とパンの日があるんですが。院長先生と理事長先生とその時にいる患者さんですね。ちっちゃい病院なので、すごく多い時でも4人とか、患者さんがですね。

―そしたら、割とじっくり料理できますね。

　だからこんなに手の込んだものができる。普通病院とかこんなの出ないですよ。それこそ、冷凍魚をちゃちゃっと調味して突っ込んでおしまいと。付け合わせもレタスをチャッとしく。そんなお料理が多いですよね。和え物も冷凍の野菜をチャッとボイルして、市販の調味料でかーっと和えて出す。病院ってそういうところが多い。食数の多いところは、こんな手作りでピザを生地から作るなんてない。

―ピザ生地から作るの？

　作ります。そんな感じで。ハンバーグも手ごねで作ります。デザートももとをお湯で溶かしてゼリーをつくる、そんな（手をかけない）仕事は私嫌いなんで、つまらないんで。生クリーム買ってきて、泡立てて、デザートを作る。

―じゃ、今のはすごく合ってるわけですね。

　合ってます。やっとここまで来ました。やっぱり、入ってみないとわからないので、面接で聞くだけでは。いいもの出しますよと言われても、ええ、でもと思うところもあって。転々としてきて、自分でも、転々としてきて、自分でも続かないなあと思うんですけども。人から言わせれば、すぐ止めて、すぐ次を見つけてくるよね、みたいな。なんかちょっと文句言ってたなと思ったら、もう止めて、すぐ次探してるみたいな。友達、親戚から言われて。自分で続かないなあと思っていたけど、やっと合うところに入れました。

―ここは納得がいくの?

　自分の性格に合う。つまり、お料理好きな人には合ってる。嫌いな人には、簡単なものを作る人には合わないみたいな現場なので。自分で献立から作って、嫌いな人は嫌いなので。

　私は自由にやらしてもらっているので、ずっといたいところです。

―お昼も出すの?

　二人勤務の時は、相棒さんがお昼を作っている間に、私が次の二人勤務の時までの材料を買いに行くの。二人で、この日は献立何にする、この日は何にする?　何がいるっと、たーっと書き出して、物によって行くお店を変えてる。今日使う材料が安いお店に買い出しに行って、何軒かお店をハシゴして材料を買ってきて、それで手に入らないものは、業者さんとかに注文出したりして、材料を揃えるのを午前中、二人勤務だったらやりますね。彼はお昼ご飯を作るので、相棒さんは男の人なので、配膳に行っちゃいけないので、私が配膳に行く。私が休みの時は看護師さんにやってもらうんですけど。私がいたら配膳行って、患者さんの顔色とか見ながら、好みとか、どうですか?と聞いたり。

―患者さんと話すんですか?

　します、します。何がお好きですか?と。この前、これ残していたけど、お嫌いですか?と。そんな感じで。この前のこれはおいしかったと。私本当は生トマト嫌いなんですとか。じゃ、トマトは煮たのは大丈夫ですねと。お話しして。

―そこまで合わせるんですね。

　ほんとうに食事を楽しんでもらう。普通の病院だったら、アレルギー対応しかしないけど、ウチは好き嫌い対応までするので。セロリ嫌いとか、何か好きと言われたら、それを出すようにメニュー変えたり。

―楽しそう。

　楽しいです。おやつも手作りでアップルパイとか出す。生地から作って。

―それは楽しいでしょう。

　一人勤務の時はヒーヒー言いながら、3食作るんで。

―一人で全部やることもあるの？

　お互い休みがあるので。私も相棒も9回ずつ一人勤務の日があるので、その時はどんどん一生懸命やって、なるべく残業しないように言われているので。

　4時までに3食作って掃除して帰るので、その日は買い物とか行けないので、後は看護師さんに任せて温めたりしてもらって。昔は3人いたらしいけど、今2人でやれと言われているので、そんな感じです。

―清恵さんさっきからこんなに合うとは思ってなかったとか、すごく楽しいとか言ってるけど。

　仕事って、すごくストレスフルな仕事をしている人もいるけど、私もそんなときがあったけど、自分が合う仕事につけてす

ごく幸せ。好きなことを仕事にできる人って、そんなにいない
んじゃないかなあと思いますね。私は好きなことを仕事にして、
それでお給料をもらえて生活できて幸せだなあと思います。

―これからのこと考えてますか？

　人生についてですか？　仕事についてですか？

―両方です。

　仕事はここが合っているので、定年って何歳か知らないです
けど、辞めろと言われるまで、自分の体力が続くまで、辞めろ
と言われるまでずっとここにいたいと思ってます。仕事は、今
流行っているものを、ネットや雑誌で調べて今の若い人が好き
なものを常に取り入れていきたい。

―若いお母さんなんですね。

　そう、20代、30代のお母さんたちが好きそうなものを。
そういうものを出していきたいですね。いまタピオカがすごく
流行っているので、タピオカミルクティーも作ってみました。
そんな感じで仕事はやっていきたいですね。人生も今が一番幸
せです。健康に気をつけて。

―自分の食事には気を付けてますか？

　食事も気を付けて運動もするようにして。平日だったら、ジ
ムに行くんです。筋トレに。あれ、日曜日やってないので、遅
番の日は6時半までなので、行けないので。早番で上がれた
日と休みの日と、今日も行こうと思って。筋トレに行って、後

は家に帰ってゆっくり。そんな感じ、早番の日は。

―お休みの日はどうしているんですか？

　天気がよかったら、ひとりでふらふら出かけてみたり、友達と出かけて、彼氏がいるので。休みが合ったら、彼氏と出かけてみたり。あと、家にいて、お料理好きなので、一日中料理している日もあります。お菓子を作って、パンを焼いてみたり、ちょっと凝ったものを作ったり。あと、本を読んだり、温泉に一人で行ってみたり。息子と遊んでみたり、ゴールデンウィークは息子と砂の祭典に行きました。20歳過ぎてる男の子だけど、誘えば結構一緒に行くので。仲良しなので。

―いい生活ですね。

　今いいです。

作業の形態：10代の時から、家族のために料理をしていた。
　　　　　　子育てが落ち着いた時、仕事として調理師を選ん
　　　　　　だ。納得できる職場を求めて転職を繰り返した。
　　　　　　今は、産婦人科病院で調理師として早朝からのフ
　　　　　　ルタイムで働いている。若いお母さん、職員のた
　　　　　　めに食事を作る。レシピも調理も任されている。

作業の機能：料理を通して人の役に立つ。経済的にも自立して
　　　　　　いる。社会的に評価されている。人を幸せにして、
　　　　　　自分も幸せになる。病院と患者の期待に応えてい
　　　　　　る。充実している。

作業の意味：人のために料理することは価値がある。喜ばれる
食事を作ることが調理の仕事の価値。手の込んだ
おいしいものを調理して、人の役に立つこの仕事
は幸せ。この仕事を続けることは意味のあること。

作業の見方

10. 縫い物をする

80代の久理子さんの縫い物の話を孫の真由さんが話しました。

（真由さん）おばあちゃんは、農家の生まれで、ずっと家で野菜作りを手伝っていて、20歳の時にお見合い結婚して、息子と娘が生まれて、その息子と娘が小さい時には肌着を縫ってあげたりとか、洋服を縫ってあげたりとかそういうものを最初にやっていて。それまでは花嫁修業として縫い物をしていたってところが今の作業の基盤になっているのかなって感じます。

―おばあちゃんが、こういう可愛いのを作るようになったのはいつからなの？

11年前に市から、お裁縫のサークル活動を始めますっていうお知らせがきて、それに申し込んだのがはじめで、最初は先生が2人いて、生徒さんも20人くらいいたらしいです。

そのサークルは期間が決まっていて、最後の日には先生がいなくなってしまって、みんなでまだやりたいね〜っていう話をして、7人くらい集まって今まで続けています。

―じゃあ、そうなってからのほうが長いのね。

　そうですね、もう10年とか。先生がいなくなってからは本を買ってきて、みんなで読み合いっこして「今日これ作ろうか」って決めているようです。展覧会も毎年あって、一年間の中で自分が一番見せたい作品を出して。みんなで柿の木を作ろうっていって出したり、この前は椿でしたね。そういうのが一応目標……ゴールとしてあるみたいです。

―おばあちゃんはどういう生活をしているの？

　おばあちゃんは朝5時に起きて、家の周りを1時間くらい散歩して、それからゆっくりして、8時から始まる朝ドラを見て、朝食をとり、お裁縫を始めるのが9時くらいです。で、お昼を食べて16時に夕食を食べて、お風呂に入って19時には必ず寝てますね。

―ごはんを作ったりするのも全部自分でやっているんですか？

　そうです。

―じゃあ基本的にご飯を食べるっていうのも一人でやっている感じ？　お買い物も？

　そうです。

―それ以外の時間はほとんどお裁縫をしているんですか？

　そうです。ラジオを聴きながら。

―公民館でお裁縫をするわけね？　すごく可愛いじゃない、こ

れって。エンドウ豆に顔がついて覗いていたりとか。こういう
のって昔からあるじゃない？　おばあちゃんはこれのことを
何って言っているの？

　縫い物としか言っていないですね。吊るし雛は吊るし雛って
言いますけど。

―7人が集まるのは月に何回くらいあるんですか？

　月に2回ですね。第三・第五水曜日。ずっと決まっています。

―何時くらいに集まるの？

　9時から15時ですね。お弁当持って。

―その時にはどんなことをしているの？　ずっと縫ってるの？

　8割がたおしゃべりをしています。愚痴を言ったりすること
が大事らしいです。

**―年間計画みたいのがあって、その時その時にやっているけれ
ど、実際に集まっている時にはおしゃべりをしているという感**

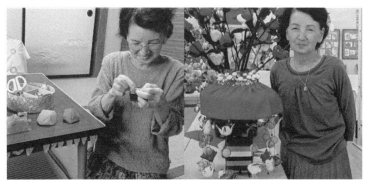

図：4-10

じ？

　そうです。家に帰って黙々とやっています。

―おばあちゃんは、結婚して息子と娘が生まれてって言ったけれど、そのあとはどんな感じになったの？

　そのあとはずっと専業主婦をしていたんですけど、家から外に出ることはあまりなくて。

―おじいちゃんはどうなったの？

　すい臓がんで一年くらい自宅療養して、自宅で亡くなりました。今度 7 回忌なので 7 年前です。

―おばあちゃんは、おじいちゃんが自宅にいてずっと看病していたの？

　そうですね。おじいちゃんが元気な時は 2 人で暮らしていたんですけど、おじいちゃんがあまり外に出ない人で、ずっと 2 人で自宅にいると息が詰まるし話すこともなくて。おばあちゃんは自分の部屋でお裁縫をやって、おじいちゃんは自分の部屋でテレビを見ているっていう生活を子どもがいなくなってからしていたみたいです。

　その間もお裁縫に行っては家のことをやりながら。おじいちゃんが病気になってからは世話をずっとやって、その間にお裁縫をやってっていう生活をして。おじいちゃんがいなくなってからは、のびのびと好きな時に起きて好きな時にお裁縫をやって、ご飯を食べて寝るっていう生活ですね。時々孫が来て、「これ増えたね」って言って。おじいちゃんが、おばあちゃん

に作品を入れる専用のケースを買ってくれたんですね、この棚くらい大きいのですけど。それがギュウギュウに詰まるくらいいっぱいあって。毎年干支を作って、私の家や親戚の家にあげたりして、お正月はそれを飾っています。

―お正月に飾るっていうのはおばあちゃんにとってどんな意味があるのかな？

　元々作って人にあげて喜んでもらうっていうのが好きらしくて。いつも行くと「なんかほしいものある？　どれでもいいから」っていって。「これ作ってほしい」っていうと次に行ったときにはもうできているっていう。今は今度 23 になる私の従妹の結婚式があるんですが、参列者に渡すウサギを大量生産しているところです。

―優しい感じですね、おばあちゃんは。写真の感じも優しい感じ。

　そうですね。

―この縫い物をするのは、おばあちゃんは何か言っている？

　1 人でいるとボケちゃうっていうのもわかっているので、「ボケ防止なんだよ」ってよく言っています。手が動きにくくなっていくので、「これをやっていることできっと鍛えられているんだよね」って言っています。「リハビリではこういうことするんでしょう？」って聞かれるので「そうだよ」って伝えて。

―これもおばあちゃんが作ったの？　赤ちゃんたちですね？

　そうですね。今は私が実習の時にリハビリでお手玉を使って

たんだよって言ったら、おばあちゃんが「真由ちゃん、リハビリの人になるでしょう。お手玉必要でしょう」っていってすごい大量のお手玉を持っていて。「ありがとう、これを持って就職するよ！」って伝えて。これとか吊るし雛だけど現代的ですよね、サンタクロースがあったり。

―こういうのも自分でアレンジするの？

そうですね。一応見本はあるみたいですけど、話し合って「これいいんじゃない」っていって。色んなところで展示会とかやっているので、それにお父さんがおばあちゃんを連れていったりして。私達も旅行とかでかわいい切れ端があったらおばあちゃんに買っていこうっていってお土産にしたりして。

―この教室の人たちは同じような歳の人達？

そうです。若くて70代っていっていました。女性特有なのかもしれないですけど、やっていると「私も入りたい」っていう人が来るらしいんですけど、そういうのは受け付けていなくてメンバー固定になっています。なんでしょうね、女性特有のグループ感なんでしょうか。「新しい人をいれる気分じゃないわ」みたいな。

―じゃあ2週間に一回ここにきて、ぐちぐち喋って、家に帰ったらまた黙々とやってっていう感じなんですね。

そうですね。

―おばあちゃんはこれがなかったらどうなっていたと思います

か？

　家でやることがなくて、おじいちゃんが死んでからはもっとなくなったと思いますし、身体的にも弱くなっていったんじゃないかなって思います。気持ちの面で大きく支えられているので。こういうのがなかったら私との関係も手芸っていうのがなくて、ただ孫とおばあちゃんっていう関係だけで、与える与えられるっていうことがないと思います。

―おばあちゃんこれをやって、あなたたちがもらったりあげたりっていうのは結構頻繁にやってるの？

　頻繁ですね。泊まりに来たら「これ持ってきなよ」って言って。

―小さい頃はそれが楽しみだったの？

　楽しみでしたね。何作ったのかなって。完成度が結構高いので、可愛くて。

作業の形態：久理子さんは若い時から縫い物に親しんできた。今も日中の長い時間を縫い物で過ごす。縫い物グループの仲間と月2回集まり、テーマを決めて毎年作品展を行う。

作業の機能：次にすることが楽しみになり、繰り返し行う縫い物が、日常生活を継続する力になっている。家族や知り合いとのつながりをつくる。季節を楽しむ。

作業の意味：生涯にわたり、周囲の人々とつながりながら、自

分の安定した感覚となっている。健やかに長く生きることを家族と楽しむ。

作業の見方

11. 子宝祈願

猫田亜紀さんは子宝祈願のお参りの写真を見せながら、今の生活について話しました。

（亜紀さん）この夏に夫と九州の〇〇神社っていうところに行って、絵馬に"子どもができますように"って書いて括り付けている写真です。この後ろにあるのが夫婦杉で、どっちが男（杉）でどっちが女（杉）かわからなかったんですけど、この周りを手をつないで3周回ると願いが叶うっていうのがあって。私達の前に老夫婦が手をつないで回っていて、なんかいいなって思ったんですけど。そういうところに行きました。一年以上前から子どもが欲しくって、ずっと不妊治療して病院通ったりしていたんですけど、なかなかできなくて、色々知り合いとか友達に相談したら、こういう神社行ったらいいよとか、ここはご利益あるよみたいなことを聞いて。同じようなことで悩んでいる人がたくさんいるのでたくさん情報をくれるんですよね。で、夏休みの旅行ついでに子宝神社に行ってみようって言ってここに行きました。この後も、割と近くのところに行ったりしています。お守り買ってみたりとかして、最近ずっと旅行がそういう感じになっています。

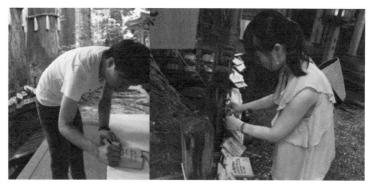

図：4−11

—毎月くらい行っている感じ？

そうですね、頻度としては毎月くらいですね。半分遊びみたいな感じですけど。不妊治療って結構大変で、体力的にも大変なんですけど、仕事をフルタイムでしながら、ピンポイントの日に病院に行かなきゃいけないし、時間もタイミングも"この日に来て"って言われるんですけど、絶対仕事を外せない時もあって、そういう時も行かなければ治療が継続できなくて、それを職場の人にも理解してもらわないとできないし、かといってそれがストレスになると余計に子どももできにくくなってしまうし、その折り合いがすごい難しくて。

こうやって時々出かけてお参りするみたいに視点を変えてやってみたほうがいいのかなって思って。それで半年くらい前から出かけるようになりましたね。

—お参りするとどんな感じですか？

人に相談するときもそうですけど、自分達だけ、自分だけってなってしまって。特に不妊治療ってなると女の人が一人で抱

えやすいし "自分の問題なんだ" "自分が悪い" っていう風に気持ちが向いてしまうんですけど、夫と一緒にお参りしたり人に相談したり神様に向かってお願いすることで、解放されるというか、自分だけじゃないって気持ちが軽くなるし、希望が持てるというか。これやったからいいことあるかもしれないってポジティブになれるかなって思います。

―自分のところに溜めていたものを解放するような感じ？

そんな感じですね。

―これ行こうって言ったのは、あなたから旦那さんに言ったんですか？

そうですね。神社とか行き始めた半年くらい前が一番自分的にも落ち込んでいて、体質的にもできにくいことがわかっていたし、色んな不妊治療の段階とかがあって次のステップに行くべきかとか悩んでいた時に、友達に相談して、"この神社に行ってみたらできたよ" っていうのを聞いて、それを旦那に言って "どっか行こう" ってなって。九州の旅行は元々決めていたんですけど、九州にどこか有名な子宝神社があるか探して、それでここへ行こうってなりました。確か一番有名だったからここにしたのかな。

―ふーん。きつくなったのを話したんですね。これ、絵馬をつけているの？

そうです。"コネコができますように" って書いてます。名前が猫田なので。いつも "コネコ欲しいね" って旦那とも話し

ているので。子どもよりコネコのほうが可愛いかなって思って。でも本当に猫ができてもいけないので、一応"子ども"って書いて振り仮名で"コネコ"って書きました。やっぱり鬱々悩んでいってしまうのを、ちょっとでもポジティブに楽にしなきゃいけないなって最近すごい思っていて。なるべく人にも"今こういうことしてるんだ"って喋るようにしていて、なるべく外に出そう出そうって。

―それの一つなんですね、話したりとか、そういうところに行って拝んだり絵馬を書いたり、旦那と喋ったり、そういう風にして。

　そうですね。その前の時に、職場で同い年の子が入社してきて、前もその子が隣の職場に入ったとたんに妊娠してすぐに産休入ったんですけど、今度うちの職場に来たら同じようにすぐに妊娠してすぐ産休入ってしまって、その様子を続けて見てきたんです。同い年の子だったので比較しちゃって、"子どももすぐできるっていいな"って思って、でも"仕事はどうなんだ"って思ったりもして。私は職場に入った時には2年くらいは子どもをつくらずに仕事をして貢献しようって思っていたんですけど、2年経って同僚からも"子どもつくらなくていいの？作っていいんだよ"って声かけてもらえるようになって、自分でもそろそろいいかなって思っていた頃にそういうことがあって。それと同時期に院長の奥さんから、その産休に入る子と比べて"なんで○○さんはちゃんと子ども作っているのにあなたはつくらないの？"って度々言われていて、その時はできにくい体質であることとか不妊治療しなきゃできないこととかも言えなくて、言えないまま"なんで私のこと知らないのにそんな

風に言われなきゃいけないんだ"くらいに思って嫌な気持ちになっていて。私は職場に貢献しようと思って最初作らずにいたのに、短い期間で産休に入ってしまった人と比べてなんでそんな言い方されなきゃいけないんだって思って鬱々としていた時期があって。そうした時に人に相談して、なるべくオープンにしていった方が周りの理解も得られるのかなって、友達の意見聞いて思って。それからなるべく話すようになっていきましたね。そういう過程があって。ちょっとため込んでしまっていて、デリケートな部分なのであんまり言わない話題だし理解してもらいにくい事なので隠してたんですけど。もう隠すのやーめたって思って、解放しまくっている今日この頃です。

―なんとかしようって思ってこういうのが出てきた感じ？

そうですね、その一つですね。旅行ついでに楽しく子宝祈願したほうが、悩むよりはいいかなって。

―そうすればそれを止めなくても済みますね。

そうですね。諦めたらそこで終了。諦めたとたんにできるっていう人も結構いるんですけど、もうちょっと頑張れるからまだ頑張ろうって主治医にも言われているので。

―こういうのに行かないっていうのは考えられないね。

そうですね。最近探すのが面白くなっちゃって、色々な面白い神社とかたくさんあって楽しいです。

―楽しめるようになったっていう感じ？

こういうのは楽しいですね。夫もかなり協力的な人ではあるので、このことに関しては本当に一生懸命考えてくれるので。他はあんまり考えてくれないんですけど、これに関しては真剣に考えてくれます。親身になって考えてくれる状態でいてくれるのもうれしいのでなるべく続けたいなって。

―ありがとうございました。

作業の形態：子どもが欲しくて不妊治療をしたが、成果が出ず、仕事と治療の調整もストレスになり、ひとりで鬱々と悩んでいた。オープンにしようと、夫と二人で神社にお参りする。

作業の機能：不妊治療を周囲に対してオープンにすることで、鬱々とした気分から解放され、前に進んで生きていく。

作業の意味：子どもができること。子宝祈願に行くことは、次の世代をつくりたいという、祈りをオープンにすること。

作業の見方

12．ペットと暮らす

　サユリさんは20代後半の女性。幼少期から常に動物を飼い、今はウーパールーパーとモルモットを飼っています。モルモッ

トの話をしました。

―モルモットと生活して、朝から何をするのか話してください。

　本当は夜行性なんでしょうけど、家で飼っているモルモットは人間のリズムになっちゃうので、だいたい朝私達が起きたような音がすると、隣の部屋で寝ているんですけど、起きたってわかるとご飯の時間だと思って"ピーピーピーピー"すごい声で鳴くんです。モルモットって声で感情表現する生き物なので、要求するときはすごい大きい声で"キーキーピーピー"みたいな感じで鳴くんです。で、そのコールがすごくって、私が人間の朝ごはんの準備をしているときは、ケージの淵からずっとこちらを覗いてキッチンの方ずっと見て"まだかよ？"って顔しています。夫が30分くらいして起きてきて、ご飯あげるのは夫の役割なので、夫がこの子たちの部屋に行くと鳴き声がもっとすごくなって、もう我慢できないっていう声で鳴いてます。"うるさいうるさい"って言いながら、チモシーとペレットあげてお水を補充しています。で、私達も食事とって朝の支度して、家出る前にこの子たちのために夏場なんかは日中冷房つけっぱなしにしているんですけど、空調をセットして仕事に行きます。仕事から帰ってきたら一番最初にこの子たちに挨拶しますね。"ただいま"って言って。私の方がだいたい先に帰るんですけど、洗濯物取り込む前に挨拶して、お水の減り具合とかをチェックして、元気なのを確認してまた家事をやります。夜家に居るときは、だいたいこうやって、これ（写真）はキャベツをあげているんですけど、人間がご飯食べ終わってから野菜の残り、ニンジンの皮とかキャベツの芯とか私達が食べない

ところ、みかんを食べるときはちょっとわけたりとかして、何かしら夜おやつをあげています。そのたびにケージから出されています。夜ケージの掃除を毎日するんですけど、モルモットっておしっことうんちの量がものすごく多いんですけど、食べたら食べた量より多いくらい出しているので、一日一回必ず掃除をしています。それが一日の世話の最後ですね。

―ご飯食べる時に出てきて一緒に遊んだりしますか？

あんまり喜ばないんですけど、"触って触って"っていう感じはなくて、"やめろーやめろー"みたいな反応されるんですけど、あんまり抵抗もしないし、モルモットって絶対人を噛んだりしないので、攻撃的な動物じゃないので、私達のそういう気分の時に出して撫でています。あとはお客さんが来た時にお客さんの相手をしています。だいたいおやつをあげるときはケージから出しています。

去年、疥癬にかかっちゃって、皮膚の中に入るダニ？にヤマト（一匹のモルモット）が最初にかかっちゃって、体重が１か月で半分近くまで減っちゃって、毛も半分以上減ってしまって、クミ（もう一匹）はなんともなかったんですけど。病院連れて行って最初

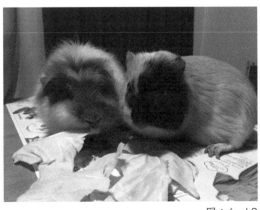

図：4−12

は原因わからなかったんですけど対症療法したら疥癬じゃないかってことになって。半年くらいずーっとお薬飲ませたりとか、注射を毎週打ちに行ったりしていました。その時は本当に死んじゃうんじゃないかって思ったんですけどなんとか元気になって。そのあとこの子（クミ）も結局うつっちゃって、最終的には一年くらい動物病院通いをして、毎週毎週連れて行って、その時は大変でしたけど、他は病気もしないし丈夫だなって思いますね。

―モルモットは何年くらい生きるの？

平均５～６年って書いてあるんですけど、今６歳だけど全く死にそうにないです。ちょっとわかんないです。２月に実家の犬が15歳になる直前に死んでしまって、それが私も結構寂しくって、その時にこの子たちもいつか死んじゃうんだよなって思うと、クミはまだ元気だと思うんですけど、ヤマトがなんか……すごい寂しいなって思った記憶があります。

―疥癬っていう皮膚の病気になるっていったじゃないですか。水浴びとかするんですか？

ほとんどしないですね。モルモットって性格がそれぞれ全然違って、普通はもっとやんちゃで外走り回る子もいるんですけど、あとは牧場とかペットふれあいコーナーに居るような子たちはもっとちょこまか動くんですけど、この子たちは多分今机の上に置いたら３時間後もそのままだと思います。それくらいおとなしいです。ビビリといえばビビリなんですけど。ウサギよりも頭がいい動物なので、色んな状況が理解できていると

は言われていますね。

―運動不足にはならないですか？

　ならないですね、回し車もやらないです。なんにもしないです。寝てるか食べるかうんちしているか。

―その辺の物をかじったりしないの？

　しないですね、いたずらも一切しないし、脱走もしないです。ケージも網とか張っていなくてオープンで、外に下りられる高さなんですけど、全く下りないし。鳴くだけです。

―猫とか寝ているようなバスケットに置いたりは？

　それもできるんですけど、外に出してもすぐおしっことかうんちとかするんで、あんまり布製品の物に乗せようってこっちが思えないというか。ここ（写真）でも下にチラシをしいてるんですけど、おしっこをすぐ机の上とかにしちゃうので、食べながらおしっこしてるし。草食なので全然臭くないんですけど、うんちも無臭なんですけど、自分達が食べる食卓におしっこされたくないので、こうしています。

―旦那さんも生き物が好きなんですか？

　嫌いじゃなくて、私の結婚相手の条件が、動物が好きな人で将来ヤギを飼ってくれる人だったんですけど、夫が言うには「結婚してなければ絶対モルモットとウーパールーパーなんて飼ってなかった」って今でも言われますけど、動物は多分好きですね。ケージの掃除とかエサとか積極的にやってくれてるんで。家に

こういう子たちがいると、会話がその子たちの会話になるというか。特に家で会話がなくても、この子たちが何か行動を起こしていると、それを介して会話になるというか。すごい面白いです。面白いポーズとって寝ていたりとか、アピールしてきたりとか。

―どんなアピール？

"今食べてるやつちょうだい"とか。サラダとか食べてると"それ僕のでしょ！"って歯ぎしりしたりとか。あと水が空だと、水のボトルを一生懸命叩いて"水がない！"ってやったりとか。爪を切っているとすごい嫌みたいで、"嫌だー！痛いー！"みたいに言ってきます。

―世話はどうしてるの？

こんな楽なペットっているんだなっていう感覚ですね。今まで飼った中でも一番飼いやすいなって思います。モルモット丈夫だしいたずらしないので苦労しないし。モルモット飼ってる人ってあんまりいないんですけど、アメリカとかそっちの方だと結構人気があってギニアピッグって言われてるんですけど、今インスタでモルモットの画像をたくさんアップしている外人さんとかたくさんいるんですけど、それをフォローして、休み時間とかにモルモットのコスプレ画像とか動画とかを見るのが好きで。自分もこの子たちの動画とか写真をしょっちゅう撮っているので、携帯もその画像ばっかりで、それをアップしたり。

―もしモルモットがいなかったら？

動物のいない生活が考えられなくて常にいるんですけど。話し相手がいない。帰った時にこの子たちがいるかいないかだけで、家が生きている感じ。待っていてくれる子がいる、自分を頼りにしてくれている子がいる。動物って人間のエゴなので、全部人間によって人生が変わってしまうし、生きるも死ぬもどういう環境で暮らすのかも、全部人間の飼い主にゆだねられちゃうので、この子たちも私達のエゴで飼っているんですけど、そういう子たちが家で帰りを待っていてくれたりとか、自分達が家にいないときに何もそこにいないと完全に時が止まっているというか、静かなもの、止まっているものしかないんですけど、この子たちがいると家がずっと動いているというか、温かい場所に帰れるっていう感覚が私にはあって。ただいまって言える子がいるってすごい幸せだなって。人間でも人間じゃなくてもいいんですけど。植物だとちょっと物足りないんだなって思います。

―お話しするの？

　1人で話しているってよく指摘されるんですけど、話します。といいながら旦那もよく話しかけていますけど。"おかあちゃん怖いね"とか、私が怒ったりすると言っています。

―子は鎹（かすがい）みたいな感じですか？

　そうですね、クッション材になっていますね。

―不満を直接ぶつけないで、モルモットに言ったりしている？

　使われます、いつも。ピリピリしていて寄せ付けない空気と

か私が出していると、急に背中に（モルモットを）乗せてきたりして。そうすると許せちゃうので。うまく利用されています。

—生活の中に、温かいとか柔らかいそういうのが居るっていう感じかしら？

ぬくもりを与えてくれるというか。

—夫婦の間もそうだけど、空間が和むし、生活を和ませてくれるというか？

それありますね。ペットって罪がないじゃないですか。

—よく犬とか猫のことを、アンコンディショナルラブ、条件のない愛って言って、打算がないと言いますね。罪がないとも言うけど、ペットは。だからこちらがリラックスするとか、オープンになるとか、そういう感じなの？

気分によって人間に対する接し方が変わらないというか、いつでも同じように接してくれる。人間って違うじゃないですか。別に人間不信なわけじゃないですけど、人と関わる仕事をしていて普段人間疲れしちゃうので、そうすると余計動物って人間と違っていいなって思っちゃいますね。あとなるべくだから、この子たちにも幸せになってもらいたいって気持ちがあって、モルモットの幸せって何かわからないんですけど、ご飯くれれば幸せなのかもしれないけど、あんまり悪い環境ではなくてのびのびと楽しく生活してもらいたいなって思うので。こっちが普段癒されている分。

―なにが幸せなんだろう？

　何でしょうかね。

―餌あげてると喜びますか？　何か感じるものありますか？

　喜びますね。その時また声が変わるんですよ。"キュルッキュルッ"っていって、嬉しい嬉しいみたいに反応しています。

―気を使わないで話ができるみたいな感じ？

　気は使わないですね〜。

―ということは、いつも同じ、変わらない、こっちが落ち着くのかな。動物でも、どんな反応するかわからないっていうのもいますが。

　そうですね。だから犬とかモルモット好きなんですよね。変わらないから。猫はちょっと変わると思うのであんまり飼いたいと思わないんですけど。

―自分が安定するんじゃないかな？

　安定するのはありますね。

―じゃあ具合悪くなったりするとすごいこたえるんじゃないですか？

　そうですね。去年は、すごい心配した。寿命は5〜6年だと思っていて、5歳の時に病気になったので、このまま弱ったら死んじゃうなって本当に思って。すごいお金をかけて治療しました。一年間注射打ち続けたので。

—いくらくらいかかったの？

　わかんないです、考えられないくらい。一回注射一本5000円とか。保険きかないので。この子たちのために働くっていうか、出ていくときに"おかあちゃん稼いでくるからね！"って言って出ていってます。

—**子どもみたいですね。かなりね。この子たちのために頑張ろうって気になるんですね。**

　そうです、家では"この子たち産んだから"って冗談ですけど言っています。

—**ありがとう。いいですね。**

作業の形態：サユリさんはモルモット2匹を飼っている。飼いやすい。世話をすることは、サユリさんの生活の一部になっている。仕事から帰宅すると家族のように、挨拶する。サユリさんも夫もよくモルモットに話しかける。モルモットが疥癬で具合が悪かった時は治療費をかけて治療を受けさせ、懸命に世話をした。

作業の機能：モルモットと共に生活すると、温かい穏やかな気持ちになる。世話をする、交流する対象となる。家族のような大切な存在である。病気になったときは死を意識して寂しかった。

作業の意味：生き物の世話、生き物との交流は価値がある。人を和ませる。世話をすることは命を支えることであり、世話する人にとっては、生活を頑張る糧になる。前向きな力になる。

作業の見方

13. ペットの世話

　浩二さんは50代の単身赴任の会社員です。自宅で世話してきたイモリについて話しました。

―日常的にすることを作業って呼びます。浩二さんにとって大切な、よくする日常の作業について話してください。人によって、色々だと思います。料理する、散歩する、介護する、バスケットボールをする、走る、釣りをするなどなど、なんでも。

　ペットについて話します。イモリなんですけど、管理する中で大切なことが二つあります。一つ目は環境をきれいにすること、もう一つは、エサは多すぎず少なすぎず、定期的にあげること。餌なんですけど、水に浮く餌をほんの少しだけあげます。イモリのタンクは棚の上に置いていて、棚の高さは90cmから1m、水槽を置いてその中にイモリを飼ってる。

―何匹いるんですか？

　一匹だけです。

―名前はついてるんですか？

名前はヌーちゃん。イモリは英語でヌートですから。ヌーちゃんといいます。メスです。

　10歳になってると思います。

―長生きですね。

　なぜ長生きしてるかと言うと、管理がいいから。その管理は環境と餌です。

―浩二さんが一人で飼ってるのですか？

　今は妻が面倒見てくれています。最初は、子どもがイモリすくい、金魚すくいじゃなくて、イモリすくいをやって、イモリを持って帰ってきたのが最初です。それからどうやって飼ったらいいかを研究していて、水槽の中に石ころとか飾りをいれて、そこに少し水を入れて深さ2cmか3cmあれば十分です。なぜかと言うと、石の上に上がって日向ぼっこしていることが多いからです。掃除するときは、ちっちゃい入れ物に入れて、休んでもらって。

―最初から浩二さんが世話をしてたのですか？

　子どもが4つか5つのときからです。

―子どもは持ってきたけど何も世話しないということですか？

　子どもは何もしない。だから自分が何とかしなくてはと。どうやったら一番いいかと色々やって。水の量はそんなになくてもいいと、それがわかって、それからは管理がすごく楽になりました。軽いから1週間に1回お風呂場に連れて行って洗う

ことができるんです。それが実はポイントで、水を安定させることが大切です。

─安定って？

　品質を変えないこと。赤潮は普段いないバクテリアが増えることで発生して、そうなったら問題なんで、逆にため池なんかは、プランクトンがたくさんいるけど安定した状態なので。きれいな状態で安定しているのがいい。

─それがイモリのためにはいい？

　イモリはどちらかというと、きれいなところがいいので、私はいつもきれいにしていることを選びました。水を少しだけ入れているので、軽いから持ち上げる時も腰が痛くなることもないし、間違って落とすこともない。お風呂場に持っていって、きれいに洗うことができる。

─週に何回ですか？

　週に１回です。

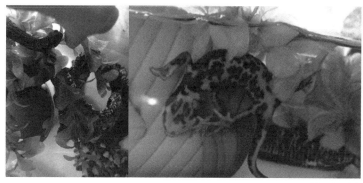

図：4−13

―それを浩二さんはずっとやっていたのですか？　イモリはどのくらいの大きさ？

イモリというのは、実は（スマホの画面を見せながら）、このくらい（太めの鉛筆、長さ半分くらい）。

―どのくらいの大きさ？

このくらい（太めの鉛筆、長さ半分くらい）。

―名前呼んだら来るの？　かわいい？

来ますよ。かわいいですよ。最初は怖かったんですが、ほら（ビデオ内で、浩二さんの指をイモリが追って、前足を差し出したりするのが見える）。餌あげると、口開けてるでしょ、ほら。

見てるでしょ？　餌あげてるから、一生懸命見てる。こんな水は浅いところで十分飼えるんです。餌あげてるところ。

―食べてるの？

目がほとんど見えないから、適当にパクパクやってるけど、目が見えないので、エサあるところを指で教えてあげるんですよ。

―ほーー。ボワンと見えてる感じなんですね。

光は見えるから。餌をあげるとき、指でちょんちょんとやって教えてあげる。

―かわいいんですね。

慣れてくるとね。まさか、イモリを飼うとは思わなかったけど。

―浩二さん、8年くらい世話したわけですね？

　ずっと世話してて、転勤になったとき、こっちに連れてこれないから、嫁さんにどうやって世話するか教えてきました。イモリって普段はこうやって日向ぼっこしてるんですよ。

―本当だ。かわいいかも。

　目がつぶらな瞳で、ほら。

―（スマホを見ながら、顎が）ポコポコしてる、アッ、タッチしてる。あ、お父さん、という感じですね。

　そう、寄ってくるんですよ。……餌をあげすぎると、ガス病といって、お腹にガスがたまるんですよ。1週間に1回のタイミングを絶対に外しちゃいけない。

　朝食べると排せつ物が出るので、そこできれいにしてあげるんですよ。そうして、つねに環境をきれいにして、習慣にして、金曜日に餌をやって、土曜日に洗ってるんですよ。

　それを繰り返せば、長く生きる。多分20年くらい生きる。

―ヌーちゃんはいつ来たのですか？

　こんなに小っちゃかった。子どもだった。

―浩二さんと他の人がわかるのですか？

　わからないでしょう。あくまでぼんやり見えているだけで。指を追っかけてくるだけで、僕がやっても嫁さんがやっても同じですよ。

―イモリを飼うのはどんな感じですか？　楽しいの？

　楽しいですよ。純粋にかわいいですから。ウーパールーパーと同じで。つぶらな瞳で。それと同じ感覚だと思います。嫁さんも最初はイモリ嫌いだったけど、最近はヌーちゃん、ヌーちゃんと言って、かわいがっている。

―じゃ、実家に帰ったら、ヌーちゃ～ん！という感じですか？

　そうですね。帰ったらまず、嫁さんに、ヨーと言って、ヌーちゃんですね。

―ちっちゃい子どもみたい。

　そうですね。もうひとつ気を付けないといけないのは、彼女は widow（未亡人）なんですよ。最初、husband がいたんですが、ちっちゃくて、（水槽と蓋の）隙間から逃げ出して干からびて死んじゃったんです。それで、蓋をピシッとするように、逃げ出さないようにしてます。メスは体が大きいから、水槽の壁を上るのに成功したことは一回もないんですよ。

　イモリ取りに行った息子の友達のイモリはみんな死んだようだ。正しい管理ができないと。卵が産まれて、ベビーが生まれたけど、ベビー用の餌がないから、その段階で外に離してやりましたけれど。イモリって、冬眠、冬になると動かなくなる。前は玄関に置いていたけど、寒くなるから卵産まなかった。今は、台所に置いていて。

―浩二さんは、お世話以外に、何かするんですか？　遊んだり？

　よくしますよ。指をツンツンとしたり。喜んでいるかわから

ないですけど。

―浩二さんが喜んでるんじゃないの？

　僕が喜んでいる。

―へー、どんな時にするの？

　居間にいるとしてますね。嫁さんの横で話しかけてます。女の子だけど、嫁さんジェラシー持たない。（写真をみせながら）これはガス病になったときの写真です。これ餌をやり過ぎたんですよ。お腹にガスがたまって、こんなになった。死にかけてるんです。危なかったです。泳げなくなったんです。

―どうやって治療したのですか？

　断食。だんだん元気になってきたからよかったなと。

　その後は、やり過ぎないようにしてる。週1回を2回あげたら、具合悪くなった。

　お腹すいたらあげちゃう。そうすると具合悪くなるから、甘やかさないようにして。

　挟まって動けなくなったとき、水槽の壁と石の間に挟まって、出てこれなくなったことがあった。それからは、動線を作ってあげた。挟まらないように隙間を作ってあげる。

　まずは、餌、水やり、向きをちゃんとする、後は逃げ出さないようにする、それをやっとけばいい。

―イモリと一緒に生活するってどんな感じですか？

　ワンちゃんと同じで、ときどき遊んで。気が休まる。ちょっ

と仕事のことを忘れて、リラックスする。

作業の形態：浩二さんは息子が持ち帰ったイモリが健康に暮ら
せるように10年間世話してきた。夏バテになら
ぬようにイモリのケースの置き場所を工夫し、水
を清潔に保ち、餌を与えすぎないことを厳守した。
名前を呼んだり、指先で触れて遊ぶ。

作業の機能：一緒にいるとリラックスする。ペットの健康を支
えることは飼い主にも健康的。

作業の意味：リラックスする。命を守ることはよいことである。

作業の見方

14．面白いノート

弥生さんはこの時20代前半、私のクラスの学生でした。ク
ラスで発表した作業的写真「面白ノート」をもう一度話してく
れました。

**―弥生さんの面白ノートについて教えてください。面白ノート
はいつから始めたの？**

高校生に入ってからですね。ちょうどその時に部活をやって
いなかったのがきっかけですね。

―この面白ノートって何を書くものなの？

日々の会話の中で面白かったこととか、新聞に載ってた面白いこととか。とにかく自分が笑ったことだったり、人に話したいと思ったことを書く。記憶

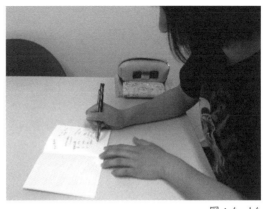

図：4-14

にとどめておきたいっていうのと、ネタ帳替わりに使うっていうのと、あとは自分の話の武器として使います。

―例えばどんなことが出てくるの？

　最近あったのは、高校時代の友達と話をしていた時に恋愛の話になって、「どういう恋愛してたの？　あの時実は……」みたいな話をずっとしていて、それである男の子の番になった時に、「俺はね、高校の体育館のとこで……」って話し始めて、なんか雰囲気ある話だなと思っていたんですけど、「校長先生の話の時に体育館で体育座りしていたら、地面を揺らすほどの屁をしたんだ」って言って。テーマわかってる！？って面白いなって思った。そういう話題だったら、"地面を揺らすほどの屁をした"とだけ書きます。キーワードだけを書いています。

―それを使って友達に話すの？

　そうですね、休み時間とか「おはよう」の後とか。

―何が面白いの？

　私は元々放っておくとネガティブになる性格だと自分では思っているので、根がすごいネガティブなので、多分。小さい頃そうだったような気がします。環境に溶け込めていないっていうのがあって、だから幼稚園とか行けなくて。引っ越したことがきっかけで幼稚園がかわったら馴染めなくなってしまって。そこから新しい環境に慣れないというのがわかっているので、自分を慣れさせて、相手が笑ってくれることによって居場所を作るツールとして使っているんだと思います。

―さっき、高校に入って部活をやらなくなってこれを始めたって言ったでしょう？　中学の部活はどんな感じだったの？

　バスケ部に所属していて、普通の公立中学校だったので、授業が終わって遅くまで部活をやっていました。結構監督もコーチも厳しくて。試合に勝った時の達成感や監督を喜ばせることがうれしかったです。その時はそれが今の面白ノートみたいな役割だったのかな。それで欲求が満たされるみたいな。

―誰かを楽しませるっていう？

　そうです。その対象がコーチと監督だけになっていました。バスケだけの世界だったので。人を楽しませるツールが替わっただけかもしれないです。バスケを通すことで両親も「頑張ったね」って言ってくれるし、チームメイトも笑顔になるし。人を喜ばせるのが自分の中ではバスケしかなかったので、高校になってそういうツールがなくなってどうしようかなと思った時にこれを思いついたのが始まりです。最初日記を始めたんです

けど日記だと続かなくて。面白いことだけ書きたいってなった時に、形式ばっていないものがよくて、殴り書きでも大丈夫なもの、じゃあ面白いことだけ書いていこうっていうので始めました。結構みんなやっていると思ってたんですけど、小田原先生の授業でこれを発表した時に「あれ、やってないんだ」っていうことに気づいて。先生にもびっくりされると思ってなくて。

—私はびっくりしたよ。面白い、すごいって感じで。
　そういう感情を持ってもらえると思っていなくて、自分の本当に個人的な作業だったので。

—誰もやっていなかったでしょう？
　やっていなかったですね。「お前そんなことやってんのか！」って反応で。それも発見でした。2人くらいはやってるんじゃないかって思っていたんですけど。

—もしこれがなかったら自分の生活ってどんなだと思いますか？
　もしなかったら、人と話すのに億劫だったというか、こんなに積極的にはいけなかったかなって思います。面白いネタを持っているから積極的に話にいこうって思えるけど、そういうのがなかったら会話に困るから話すのやめておこうってそういう思考になっていたかもしれませんね。

—そうですか。謎が少し解けました。ありがとう。

作業の形態：弥生さんは、自分が経験したことや、見聞きした面白いことを、毎日ノートに書いている。友達や周囲の人と話すための材料として使う。

作業の機能：周囲の人々と交流して、居場所を作る。

作業の意味：新しい居場所を作るためのきっかけ作りの準備をする。

作業の見方

15．結婚披露宴をする

　竜子さんは20代女性、半年前に結婚披露宴を行った時の話をした。話から、披露宴中の歓喜に包まれた竜子さんの興奮が伝わってきます。家族、親戚、友人への感謝を伝えたかったこと、周囲からの祝福に包まれ、自分がその一員であることを確信したことを話しました。

（竜子さん）式には70人くらい来てくれた。式場は敷地内チャペルのある披露宴会場で、6月だけど雨降らなくてよかった。面白かったのは身長170cmの花嫁を想定した12cmのヒールだったので、スカート踏んで、踏んで、足をくじくし、歩くのが大変だった。お色直しのときは靴脱いでスカートを持ち上げて2階に上がった。

　他の人はこんな気持ちだったんだなあと思った。自分が主役だ、人に気を使わずに楽しんだら良いと言われて楽しんだ。

―何が楽しかったのですか？

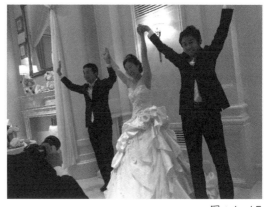

図：4-15

友人スピーチで、ブーケ作ってくれて、自分の両親と新郎が作ったブーケ、それを友人が企画してくれたのがうれしかった。今もムービーを見ては繰り返し号泣している。

親戚が多くて、おいも、めいも、私の家族親戚はみんな私みたいで。

おとなしいだんなの親戚（と反対だった）。

楽しかった。わちゃわちゃして楽しかった。

準備には半年かけた。結婚式をあげたい、感謝を伝えたかった。それが達成できて、いい思い出になった。

両親、先輩、新郎新婦が楽しむのがよかった。涙もろい、たくさんの人の中にいて、（時間をかけて）準備しながらもたくさんの人の中に自分がいると思っていた。

―結婚の前後で変わったことはありますか？

1月に入籍したが、改めて気持ちが舞い上がった。結婚いいなあ、しあわせだなあ。

作業の形態：家族、親戚、友人を招待し大きな結婚披露宴を催

した。みんなが結婚を祝福した。

作業の機能：周囲の人とのつながり、温かさに支えられ、家族、友人、社会の一員であることを確認する。披露宴を準備し、祝福を受ける。それを通して、家族、親戚の一員であることを確認し、感謝を伝える。

作業の意味：家族や知り合い、友人のコミュニティーの一員である所属感は喜び、安定、信頼につながる。個人を支える。

16．初めての一人暮らし

作業の見方

　史郎さんは、20代後半の作業療法士で最近一人暮らしを始めた。初めて作った肉じゃがの写真を見ながら、一人暮らしについて話してくれた。

―初めて肉じゃがを作ったのですか？
　大学院の同級生においしいものを作ってあげようと作った。
　にんじん以外はよかった。切り方が悪くて硬かった。
　お母さんに食べさせたら、にんじんの切り方を注意された。

―どうして肉じゃがを作ったの？
　小さいときから好きなメニューで、作りたかったから挑戦しました。

—何故一人暮らしを始めたのですか？

　30歳までにやりたいことのひとつだった。仕事は割とやれるようになったけど、生活のことができていなかった。周囲の人にも（家を）出てみたらいいと言われた。

　人間として、作業療法士として視野が広がるかと思った。

　実際出てみて、患者さんと今まで以上に話せるようになった。

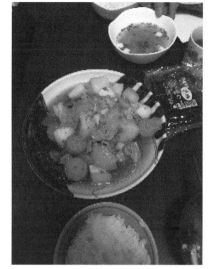

図：4-16

　買い物どうしようと話せるようになった。

　地域のことが見れるようになって、仕事ができるようになった。

—料理以外のことはどうですか？

　洗濯。頻繁にまわしても、2日に1回すると、他のことができなくて、時間がなくなる。

　1週間に1回だと足りなくて、試行錯誤の最中。

　全体的に自分のペースができない。もう少しうまくできるんじゃないかと思う。

—一人暮らしをしてよかったことは？

　自分のペースでできること。好きなようにできること。

今までは、6人家族で、祖父母は早く寝るから、風呂などは何時までに済まさなきゃとかあった。家族の迷惑にならないように。

　一人暮らしで、困ることは、話す人がいない。今までは、テレビを見てても、弟や母と話していたが、今はテレビ見てても面白くない。

―一人暮らしして新しい発見はありますか？

　母親の大変さに気づいた。仕事終わって、買い物して、ご飯作って、夜10時まで色々していた。それからが母の自分の時間だった。

　母は忙しく自分の時間がないことをどう思っているか、今度は聞いてみよう。

　調理では、食材の使い方や衛生面に注意していなかったので、食中毒を起こした。仕事を休んで周囲にも迷惑をかけた。

　その前には咳が止まらなかった。もともと喘息アレルギーがあり、体調を崩した。両親と生活しているときは、母親が注意して掃除してくれたが、自分が弱いことに気づいた。

作業の形態：実家を出て、一人暮らしを始めた。慣れない料理、洗濯、掃除に苦労している。人から情報を得て、自分のやり方を試している。

作業の機能：家事ができるようになって達成感がある。新しい生活をつくる。作業療法士としてのスキルにつながるのは成長、育ててくれた親に感謝するように

なった。日常の体調管理もするようになった。

作業の意味：親から自立し、自分に責任を持つこと。成長する
　　　　　　　こと。

作業の見方

17.　餅つき

　桂里奈さんは20代女性、毎年実家で行う餅つきについて話
しました。

―どのくらいつくんですか？
　5臼、今年は少なかったけど。

―あなたはいつから参加したんですか？
　餅つきは生まれる前からある。私が小さい頃は子ども用の臼
はなかったので、1ぺったん、2ぺったんしていた。子ども用
の杵はお父さんがここ2、3年の間に作った。
　父はDIYをするし、子どもが好きなので。

―この時の桂里奈さんの役割は？
　私は、5臼の餅の手返し（餅つき中に餅をひっくり返し、出
来上がった餅をちぎる役割）をした。私がやり始めたのは5
年前から。
　それまではおばあちゃんがやっていて、母もやっていたが、
腰が痛くてできなくなって、私がやるようになって。大きな餅

をちぎるのが難しい。熟練の技ができるようになってうれしい。おばさんたちよりうまくなって。

―作ったお餅はどうするんですか？

鏡餅をたくさんつくる。お寺さん、地の神様、仏さん、神棚、大黒様、恵比寿様、農機具にもあげる（飾る）。のし餅は平たくのばす。みんなでその場で食べ

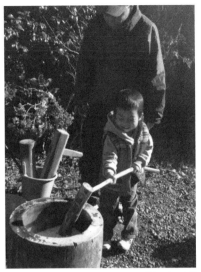

図：4-17

る。きな粉、砂糖醤油、大根おろし、あんころ餅を作る。

―いつから準備するんですか？

私の親は前日から臼を出して薪で米を蒸かすので、実際は数日前からスタンバイする。

親戚にいつから、何人来るの？と聞いて、お昼ご飯の準備をする。うどんを買ったり、紙皿買ったり。午前中に餅をついて食べる。お昼ごはんにうどんを食べる。休憩して解散する。

私が生まれる前から、こうやっている。30日に集っても、1月1日にまた同じ面子が集まるが、これが伝統で、子どもたちに伝えたいと、爺婆が思っていて。

私もあんころ餅が包めるようになって、手返しができるようになって、大人になって、うれしいな。かまってもらっていた

のが大人になってできるようになってうれしいな。

　1月11日には、お供えした餅を下げて、食べたり、処分する。畑のこやしにする。

　家でついた餅を家の神様にお供えするのが目的です。

作業の形態：家族が餅をついて神様に供えるための伝統行事。
　　　　　　毎年12月30日に親戚が子どもから老人まで含
　　　　　　めて30人くらいが集って餅つきをする。数日前
　　　　　　から準備する。桂里奈さんは子どものときから参
　　　　　　加し、5年前から手返し（餅をひっくり返す係）
　　　　　　という難しい役割を担うようになった。餅をみん
　　　　　　なで食べ、神様にお供えする。

作業の機能：家の神様へ旧年の感謝と新年の祈願をするという
　　　　　　伝統を継承する。家族への所属を促す。餅つきを
　　　　　　通して一人前になった社会的な成長を確認する。
　　　　　　みんなの健康を祝う。

作業の意味：新たな1年を迎える、けじめの行事。家族の繁栄
　　　　　　を確認する。子どもの成長、みんなの健康を確認
　　　　　　する。行事に参加することは家族の一員である
　　　　　　こと。

18. 私のばあちゃんの介護

　遥かさんは 40 代後半の女性、100 歳のおばあちゃんの介護の話をしました。

―どのくらい介護していましたか?

　自宅で介護していたのは半年間です。

―おばあちゃんはその前、どうしていましたか?

　5 年前までは元気で家族(兄)と一緒に暮らしていました。その後、検査入院をきっかけに認知症の症状が出始めました。退院後、私が引き取って暮らし始めました。

―遥かさんが介護していたんですか?

　介護休暇をとって、自宅で一緒に生活をしていました。

―おばあちゃんには、どんな介護をしていましたか?

　食事も含め、トイレのお手伝いや、着替えも声かけをしながら半分くらい手伝っていました。

―食事はどんな感じ?

　かむことが難しくて、家族とは別に作っていました。

―一人で介護をしていたんですか?

　平日は主に私一人でした。週末は、夫や子どもたちが助けて

くれました。

―おばあちゃんはどんな状態でしたか？

夜はなかなか寝てくれなくて、その都度トイレに連れていっていました。介護する私は眠ることができず大変だったので、おばあちゃんに夜眠れるような薬を処方してもらいました。そうしたら今度は日中、ぼうっとしてしまって、ご飯が食べれなくなってしまったんです。この写真はその時のものです。

―それは大変でしたね。

眠れるようにすれば、今度は食べられなくなってしまい、それが私はしんどかったです。

―そんなしんどい時期なのに写真は笑ってますね。

そうなんですよね。そうはいっても自宅に引き取るまでは、ご飯が本当に食べれなくて胃瘻（いろう）にしないといけないと医者に言われていたんです。だから、家に連れて帰り、少しでも食事をとってくれることが嬉しかったんです。

―どうして家で介護しようと思ったのですか？

胃瘻になるの

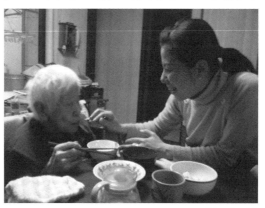

図：4−18

が嫌だった。小さい頃から一緒に暮らして大きくしてもらったし、ちゃぶ台を囲んでご飯を食べていた。

　胃瘻になるのは、選択肢としてなかった。そんな状態になったおばあちゃんといられる時間が少ないんだなと思いました。それなら家に連れて帰って、少しでも良いから好きなものを食べさせてあげたいと思いました。

　病院では食べられないお刺身とか、私の作った煮物とか……。無理に必要なカロリーではなくて、一口でも好きなものを食べさせてあげたかった。

　だから家に連れて帰ってきました。

―では、一緒に暮らしてみてどうでしたか？

　確かに、トイレや介護色々大変だけど、毎日、おばあちゃんの好きなものを、何を食べさせてあげようかと考えて作っていることは、苦ではなかったし、楽しかった。

―それはおばあちゃんとの充実した時間を持てたということですか？

　そうですね。私のやれることはやれたという感じ。

作業の形態：遥かさんは高齢の祖母を介護するために、半年間休職し自宅で一緒に生活した。

作業の機能：危機にあった祖母を支えた。危機的な状況に適応し、危機を乗り越えた。孫として祖母がよりよく生きるように役割を果たした遥かさんの成長、達

成感、満足感、幸福感があった。

作業の意味：遥かさんにとって、幼少時より共に食べることが家族の象徴であった。家族が一緒に暮らすこと、危機にある家族を支え、ともに、生き続けることは価値がある。

作業の見方

19．俳句を作る

　佐代子さんは、母親が長年続けてきた俳句について話しました。日々の生活や家族のことが繰り返し題材になってきたそうです。

―お母さんの瑠璃さんについて少し話してください。

　母は大学卒業してからすぐ高校の英語の教師をして定年ちょっと前に退職しました。

　ある高校に勤めていた時に俳句をやっている先生が赴任して来られてせっかくだから教えてもらおうと先生仲間に誘われて俳句を教えてもらうことになりました。

　始めたのが33歳くらいで現在70歳、約37年間俳句を続けている。

　その先生とは通勤で一緒になり、俳句の話をすることが多かった。それも勉強になったと言っています。

　最初から興味があったわけではなかったが、長く続いているのは、何か引き付けられるものがあったのかなあ。始めた時の

仲間には今も付き合いが続いている人がいるらしい。

**―始めたころ、お母さんは子どもも小さくて働いていて家事も
やって忙しかったのではないですか。どんな感じで俳句を作っ
ていたのですか？**

　私から見ると、結構苦しそうだった。忙しいので、いつ作っ
ているかというと、家族で夕飯を食べて、片付けが終わって。
翌日の授業の支度、教材研究と言うんですが、それを先か後に
するかはその時次第ですが、隙間の時間に俳句のノートを取り
出して、5句くらい作ってああでもないこうでもないと、悩ん
で作ってる姿をよく見た。今回の写真のように。

　いつも、キッチンのテーブルで食事が終わって、食器を片づ
けて、その上に辞書とか季語のノートとか用意して言葉を考え
て俳句を作ってる姿をよく見た。

**―夕飯の後の時間を見つけて俳句を作るのがお母さんの習慣に
なっていたのですね？**

　忙しい時期は毎日やっていたわけではないけど、習慣的に
やっていたのは感じました。

―作った後どうしてたの？

　月に2回句会があるんです。持ち込んでみんなで批評する。
いい俳句を匿名で投票し合って、発表し、俳句の表現について
アイデアを出し合う。それも楽しいようでした。

―ずっと俳句をやってることはお母さんにとってどうだったの

でしょう？

　大変だけど、俳句の仲間ができたこと。色んな職業の方がいて、電気屋さん、農家の方、商売人の方、色んな職業の方がいて、交流ができるのがよかったと。吟行に行くんです。

―吟行？

　俳句仲間と俳句の材料を拾いに行く、小旅行のようなものです。自然や材料のありそうなところに行くのが楽しいと。吟行に行ったら句会を開いて意見を言い合うのも楽しい。仕事が忙しくて、大変でも、俳句を辞めるのは惜しいと。細々でも続けたいと思ってきたそうです。俳句をやってると、四季の変化に敏感になりますし、動植物や行事に関心を持つようになる。その中で納得できる句ができれば、うれしいし。同じものを見て、人と感動を共有できる。これがいいね、どう表現しようかね？と、相談したり、感性を磨くことができる。これがないと俳句はできないからね、と言ってました。俳句には終点がなくて、日々殻を破っていかないと納得できる俳句はできないと言ってました。

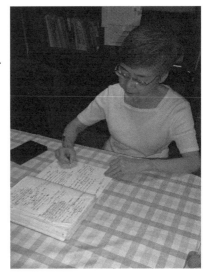

図：4−19

―ほとんどお母さんのアイデンティティーになってる感じですか？

　そうです。だから俳句がなかったら、自分の人生も変わっていただろうと。俳句と出会ったのは、一生の幸せと言ってもいいと。

　よかったことを話しましたが、逆に大変だったことは、長年やっていると、人も集まって、役員になると、大変だったが、抜けようと思うことはなく、長くすると責任が出てくるのは自然なことと思っていたと。教師の仕事柄、頼りにされるのはあるのかなあと思う。仲間と俳句を作り、みんなで共有することで、季節の変化や動植物への感性を磨いてきたことが喜びとなり、俳句は母の人生を豊かにし、「俳句との出会いは一生の幸せ」と言う。

作業の形態：瑠璃さんは仕事と家事で忙しかったが、ほぼ毎日夕食の片づけ後の隙間時間を見つけて、キッチンのテーブルで俳句を作ってきた。句会や吟行で仲間とも俳句を楽しむ。

作業の機能：俳句を通して自然や季節や物事への感性を磨き、仲間と共感したことが瑠璃さんの生き方を作ってきた。生きる楽しみであり、成長を支えてくれた。

作業の意味：俳句は瑠璃さんにとって生きる感性を磨き、仲間と共有することを楽しむこと。

20. 面白いことを言う

直太朗さんは 30 代、病院勤務ですが、仕事中に面白いこと
を言うことが大切だと話してくれました。

**―直太朗さんが日頃やっていることで、自分が大切だと思って
いることについて話してもらいたいと思います。よろしくお願
いします。まず仕事、家族構成をお願いします。**

私の両親、上の妹と姪二人ですね。6 人家族です。仕事は病
院で医者の事務的なサポートをする仕事をしています。

―仕事は月―金の仕事ですか。

はい。

―朝何時くらいに起きますか？

朝 6 時半くらいに起きて、準備をして、7 時半から 40 分の
あいだに家を出
ます。シフトが
朝 8 時から夕
方 4 時までな
ので間に合うよ
うに行きます
ね。自転車で
10-15 分のと
ころ、割と近い

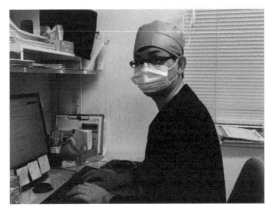

図：4-20

ところです。手術着に着替えて、手術室のエリアで仕事をするので、衛生的に調えられた空間に入ります。

―手術室、ずいぶん人工的な空間ですね。

そんな感じです。ほぼ人工物に囲まれている感じです。

―仕事の内容を話してください。

麻酔の先生が患者様に手術時の麻酔に関して説明するときに使う資料を作成する仕事をしています。患者様の既往歴、術前検査の記録、内服しているお薬などを一枚にまとめた診察表を作ってます。

―個人情報だし、結構深刻な内容じゃないですか？

専門的で、ほぼほぼ個人情報なので、取り扱いには細心の注意を払う。使用した書類はすべてシュレッダーにかけて、個人情報が他に漏れることがないように配慮はしてます。

―では、職場の雰囲気は真剣そのもので、直接ではないにしても、人の生き死にに関することを扱う仕事ですね。

直接関わるのは先生方なんですが、間接的に私たちも関わっているという感じになりますね。最終的に責任は医師の方にあるんですが、自分たちがその医師を支えているという認識を持って仕事に当たっています。

―一日に何例の患者さんの書類を作成するのですか？

一日に10から15ケースくらいです。私と後輩がいるの

で、二人で協力して力を合わせて、ケースロードが終わるように、持ちつ持たれつ、相手に気を配りつつ仕事を遂行してゆくという感じです。定時になると、必要なら少し残って。なければ、家に帰る。

―仕事中は緊張している感じ？

割と緊張している感じですね。特に、通常の症例だけでなくて、救急の患者さんもいらっしゃるわけですよ。その時は、それまでの仕事の流れや優先度をガラッと変えて、対応しなければならなくなる。そういうときに備えて真剣にやっています。

―仕事が終わって、家に帰りますね？

そうですね。スーパーに買い物によることもありますが、基本的には家に帰って、まず、仏壇の水を替えて、家族の洗濯物を取り込んで、畳んで、その後、母が家族の食事を作るのでサポートするために台所に入って。食事の後は、少し自分の時間ができるので、自分のしたい勉強をしたり、ゆっくりできるときはパソコンを開いてインターネットで調べ物をしたり、ユーチューブで動画を見たり、そうこうするうちに自分の風呂に入る時間が来て、家族全員がお風呂に入ったら洗濯機を回せるので、毎日洗濯してます。6人分なので、半端なく多い量になるので、今は2回くらい回してます。回して、干して、もう一回回して、干します。その後、自分の時間になるので、だいたい10時半から11時に寝ます。

—直太朗さんが日頃している大切なことを話してください。

　ユーモアを交えて話をするように心がけていることをお話しできればと思っている。

　自分がいる今の環境、命を預かるということで、深刻な、真剣な状況も多々あるので、ずっと空気が張り詰めているときつくなってしまうので、ときどきユーモアを交えて話すようにしてます。後輩を育成する時にも、ユーモアを交えて話をすることで。

—後輩は何歳の人ですか？

　私より1−2歳上の人です。今まで全く別の仕事をされていて転職して私のところに来ているので、専門の知識、経験が全くない状態だった。職場でトレーニングする中で、まじめなことを伝えていくだけだと、どうしてもきつくなっていってしまう。きつい、つらいを少しでも、和らげるために、ユーモアを交えて話して、場を和ませる、心配りをしている。

—最近のことで何かありますか？

　2週間前に麻酔の先生がインターネットで記事を見ていて、「2017年に耐性菌で（抗生物質が効かなくなって）亡くなった方が全国で8000人くらいいらっしゃった」というニュースを見て、突然私の後輩に「どう思う？」と話を振ってきたことがあった。私も居合わせた。話が一段落した時に、もし、私がそのような耐性菌で死ぬようなことがあったら、その末期のセリフとして、バイバイ菌と言って去りたいと思うと言って、笑いを誘うことができたんですけども。

命の瀬戸際と言っても過言じゃない場所で働いているので、どうしても、これは難しいなという症例がきたりするところで働いているので、並大抵じゃないので、そればっかりにしてると大変なので、職場環境をよりよくするために、時々ユーモアを投げて、ちょっと和やかにする。後輩が失敗したとしても、「これは、僕が気づくかどうかのテストだったんだね」と、言って。書類を修正しないといけないのに、後輩が修正してなかったときに、書類を私が見て「〇〇さん、私がこれを修正しなきゃいけないことに気づくかというテストだったんですよね」と後輩に言うと、「（後輩が）あ、すいません。そうです」となるわけです。話の流れとしては。失敗でなく、後輩の気づきになるわけです。仕事してると、どうしてもうまくいかない、思いもよらないミスをしてしまうことがあるんですが、その時はチャンスだと思うんです。その人が何かに気づける。こういう風にしないようにしよう、気を付けていこうと気づけていけるような、考え方を変えていけるチャンスだと思う。ここ間違っているよと言うのは簡単なんですが、ユーモアを持って、「これ僕が気づくかどうかのテストなんですよね」と言うことで、「あ、そうだった、直太朗さん、これは片づけておきます。気をつけます」と次につながるようになると最近気づくことができた。なるべく何かを伝えるときはユーモアを交えて、伝えるようにしています。

―面白いことをいうのは、緊張をほぐして仕事が進むようにすることですか？
　そうですね。ちょっと限られた話の内容の中でユーモアを言

うのは難しい部分もあるんですが、それを自分が言うことで環境がよくなり和やかになる。

―周りの人の反応も変わりますか？

これと言った反応があるわけではないと思っています。ああ、また面白いこと言ってる、くらいにしかなってないと思うけど、笑ってくれることも、うまいこと言うなあと言われることもある。

―バイバイ菌のときは？

二人とも笑ってくれたので、うまくいったんだなと自分の中では目印としてます。

―仕事を始めた時はどんな感じだったんですか？

先輩方が自分を早く独り立ちさせようと頑張ってくれていた時に、まじめな環境が長く続いた。自分には息が詰まるような感じだったので、自分としては非効率的だと思った。先輩が悪い、自分が悪いというわけでなく、ずっとまじめな環境というのが合わないんだなと思っていた。自分の気質ですね。捉え方、考え方ですね。以前アルバイトをしていた時の店長さんが、自分が間違いをしたときに、ユーモアを言ってくれて、自分の間違いを間違いじゃないとしてくれた経験があったので、自分が後輩を指導するとなったとき、伝えることは真剣にやりますけど、ユーモアのエッセンスを交えることで、モチベーションを長く保てるようにしていこうと考えたんです。その経験があったからこそ、後輩が来た時、それができて、もちろんどうなってい

くのかという不安はあったけど、彼が頑張って知識や技術を習得してくれたことで、結果として、自分が予定していた時期よりも早く引き渡しをすることができるようになって、よかったです。

―後輩を育てるということ？

それもあり、ユーモアもありです、自分の中では。５０、５０（半半）です。人と接する時も。楽しくやっていく。

医療用のピッチで電話する時も、「オレオレ」と電話しますと言っておいて、本当に「オレオレ」と。もちろん相手は画面を見て誰からかはわかるんですよ。それで、向こうで「プッ」と言うのが聞こえると「しめた」と。それから、ファックス送るときに、「ピーヒョロロ」と言う。バレバレですよね。ジョークで返してくれると、この人仕事できる人だと思う。そういう何気ない日常会話の積み重ねが連携につながっていくと医療につながっていくと私は思っている。他の人が「あー、また、直太朗さんが変なこと言ってるよ」と思うことがあると思う。大事なのは自分たちが誰のために仕事をしているかという目線です。やっぱり、患者さんのためです。実際に治療にあたるのは、ドクター、看護師さん。私たちはほぼできてない。ただ、その下支えをして、ただ取り組むだけではなく、エッセンスを配って頑張ろうと。メンタルヘルスをよくし、職場環境をよくするという感じですかね。

作業の形態：直太朗さんは、週５日、病院の手術室に勤務し、
後輩を指導しながら患者の資料をつくる。職場は

緊張感が高いので、心がけて、仕事中に面白いことを言う。

作業の機能：面白いことをいうことは、緊張した仕事場の雰囲気をリラックスさせ、過度の緊張を除いて、仕事の連携を進め、後輩の指導もうまくいく。

作業の意味：快適に仕事が進む。職場の連携を促す。

21．風呂掃除

作業の見方

20代後半の信夫さんが父親の風呂掃除について話しました。

（信夫）数年前に自宅の風呂場を改修したときに、父はタイルやグレードにこだわっていた。以前はおばあちゃんが風呂掃除をやっていたけど、それからは父がするようになった。うちは床屋なので朝遅く起きることが多かったけれど、お風呂を替えてからは朝起きて、掃除をしている。

─どうしてお父さんは掃除するようになったのでしょう？

父の視力が低下して、理髪店の仕事もお客さんに視力がこうだけれどいいか？と聞いて、いい場合に切っている感じです。できることが減ってきて、外にも出なくなったし、仕事も十分にできなくてずっと落ち込んでいたけれど、これ（風呂掃除）は自分でできる。家の中の仕事として毎日やっている。

―視力が下がったのはいつからですか？

　20年くらい前から。僕が小学校に入ったころに一気に下がり、一度良くなったけれどまた悪くなった。

―風呂掃除に関して家族はどうですか？

　文句は言っていない。感謝の言葉もあまり聞いたことがない。僕も父に言ったことがない。

―お母さんは何も言わないの？

　お礼くらいは言っているんじゃないでしょうか。父が自分でやるって言っていたので。

―おばあちゃんは何も言っていないの？

　助かっていると思います。お風呂は寒いし、おばあちゃんがしていた時は完全に防寒していたから。

―お父さんはお風呂入るのはお好きですか？

　嫌いじゃないけれど、銭湯は嫌がる。

―自宅のお風呂ならば？

　こだわったお風呂だからそうだと思います。

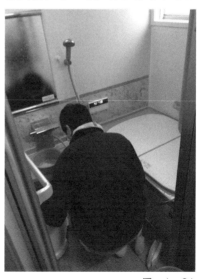

図：4－21

―お風呂の感想とかは？

　聞いたことがないからわからない。小さい頃からあまり父としゃべってこなかったから。

　特にやりたくてやっているわけではないと思う。おばあちゃんを気遣って。それから、母に言われたからやっている。

　母に聞いたら、助かるけど、隅々までやってくれたら助かると言っていた。父は、よく見えないと言っている。母が（磨き残しを）週1できれいにしている。

　父は、夜中によく「ああ～」とため息をついていた。台所でふらふら歩いていたが、最近言わなくなった。

　僕が思うには、父の中でやれることが風呂掃除かな。前はつり、パチンコだったけど、今は餌がつけられない、ハンドルが見えない。

　お客さんの頭の形も見えなくなって。でも、毎日これ（風呂掃除）をやっている。

　母も、もう少しきれいにしてほしいと言っているけど、父には言わずに磨き直している。

―あなたはどう思いますか？

　父はあまりしゃべらない。自分からものを言わない人にどうしたらいいのか？と思う。

　聞いても一言しか戻ってこない。面と向かってより、TV見てるときに聞けるかなと思って言ってみた。（僕が）ちょっと聞きたいけど、なんでやってるの？と言ったら、なんでそんなこと聞くのと言われた。

　父は電気関係に興味があったけど、家業の理髪店になった。

人生をかけてやってきた作業ができなくなったと思う。掃除を続けてほしい。家の中でできることだから。

　コンビニや病院に自転車で行っているが、雨が降って途中で引き返してきたこともあった。

　周りから、感謝されることを続けてほしいと思う。

　また、ああ〜となってしまうから。何もできないと。

　母が言わないのは、母も同じことを思っていると思う。

作業の形態：視力障害が進み、父は仕事も趣味もやらなくなり落ち込んでいたが、改修をきっかけに毎日浴室を熱心に掃除するようになった。

作業の機能：父は風呂掃除をすることで落ち着いてきた。することがある。退屈ではない。家族も少し満足している。この作業が父と家族を結んでいる。

作業の意味：することがあるのはよい。人の役に立つのはよい。父が退屈でないことを家族が喜んでいる。家族も居心地がよい。

作業の見方

22．バスケットボールをする（社会人）

　30代前半の雄也さんは、幼少期から高校までバスケ一色の生活だったが、その後はプレーする機会があまりなかった。数年前から、職場のチームに所属し、試合に出ている。バスケッ

トボールについて話してくれました。

（雄也さん）高校に入ってやっと試合に毎回出られるように
なった……勝てることが一番面白かったですね。チームで勝て
るっていうのが。僕は「スラムダンク」のコートの中の監督み
たいな役。自分がゴールを決めるよりもゴール前のアシストを
するっていう感じで、身長も低かったので。
　自分が出して仲間が決めてくれると嬉しいっていう感覚。そ
れが面白かったです。「これで打てよ」みたいなメッセージの
あるパスをいつも出していたんですけど、それで「打たないん
かい」っていう時もあったんですけど。それが面白かったです。

**―自分が出したパスを仲間が継いでシュートを決めるっていう
感じですか？**
　自分で決めるよりもそっちのほうが面白かったですね。だか
らシュートは下手です、好んでいないし。

―実際にやっているときって何が面白いの？
　言葉がなくても通じ合える、目で合図して予測して、自分は
出し手なのでその読みが当たったりすると面白い。
　相手を欺くというか、欺き合いなんですけど、揚げ足を取る
わけではないんですけど。
　そうですね。バスケもひどいですよ。結構意地悪です。ボー
ルを持って、一人に対して一人がマークにつくんですけど、そ
の人を騙したり。マークしている人も騙すし、味方のマークマ
ンも騙したりします。

170

目はこっち向けておいて、パスはあっち出すみたいな。こっちに来るぞって思わせておいて、あっちに出すみたいな。

　お互いのコミュニケーションで結構、どう動きたいとかそういうのはわかったりします。本当にもう絶対勝つぞって。普段の練習の時はメンバーを毎回ごちゃごちゃ変えるので、だいたいこのメンバーはどうやって動くのかはわかるようになった気がします。お互いに知り合っているので、考えとかやり方とか。それが大会で当たるっていう。お互い知ったもの同士がやりあうので。さらにその裏をかかなきゃいけない。普段一緒に練習しているけど、年に１回の大会だけは敵になる。

―そこはやりがいがある？
　そうですね。今までずっと〇〇病院に負けていたんですけど、（写真を指しながら）この時は初めて勝てたので、だからいい顔しています。

**―だからすごく
表情がいいのね。
これ週1でやっ
てるの？　楽し
みなの？**
　週1です。……
自分のルーティ
ンに入っている
感じです。これ

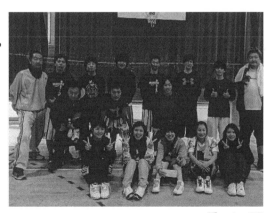

図：4−22

に行けないと結構イライラします。職場の会議が長いとか、かなりそういうのはイライラします。なんでこんなことやってんだ、早くバスケしたいんだけどって思うくらい。週に2回の時もあるし1回の時もあるし。前はこれだけだったんで、週1回じゃないですか。それを逃すと来週までまわってこないので、それがすごい嫌だったんです。

―練習は何がいいんですか？
リフレッシュもあるし、ストレス発散もあるし、いつもやっている仲間に会えるのもいいし。

―仲間ってどんな感じですか？
気心知れたという感じでいいのかな。みんなバスケ好きっていう共通点が大きいかな。好きだけで集まれる、それが無条件に。結構遠くまで試合があってこのメンバーで行くことがあるんですけど、誰からも文句が出ないし、お互いの悪口っていうのもないし、こうしたらもっといいよねとか、ポジティブなことが多いです、言うことが。裏で悪口言うこともなく表裏がないメンバーが多いのもいいですね。

―できなかったらものすごくイライラする？
そうですね。中には週5やっている人もいて、社会人でしょって思うんですけど……そんだけ好きっていう。そこまではいけないですけどね。

―じゃあこれからも続けていきたい？

大きな怪我するまではいいかなって。普通に走ったり運動するっていうよりは、一応ちゃんと目的があって１人で運動することはできるんですけど、試合で動けるようにとか、相手に負けないようにとか、そうやって身体をメンテナンスするというか、目的があるので、今までこう１人だけでやると消化不良だったりしたんですけど。

―じゃあバスケットって生活を充実させているんじゃないですか？

　かなり満足度は高いですね。

―このバスケットの時間以外に今の生活の中で運動している時間ってあるの？

　嫁さんとたまに公園走ったりとか。たまたま近所の公園にリングがついているので、そこでバスケの練習やったりとか、自宅で筋トレしてたりとか。

　試合があるので、その時は本気を出さなきゃいけないので、怪我しないようにとかもあるんですけど。

―メンテナンスも結構あるんですね。

　そうですね、体力的にも結構落ちてくるので。

―それでも続けるわけね？

　怪我をしない限りは。

―自分としては怪我する可能性はいつも頭にありますか？

そうですね。高校の時は足首を結構捻っていて、癖になっていたり。一緒にやっているメンバーで膝の前十字靭帯切ったりとか。そういうのがあると手術もやるし、1年無理だし、仕事にも影響が出ちゃうっていうのはさすがに。そこまでいくと気が引けてきちゃうっていうか。

―そういうのも考えながら、予防的にメンテナンスをして、体力やスキルの問題とかも、試合に向けて日々やりながら週1でやっている、それで時々試合があって「ガチだぜ」っていって。それでリフレッシュしている感じですか?

負けるとストレスなんですけどね。意味ないじゃんって。ストレスですけどまた「今度こそは」って来るんです。結局。

―他に喋りたいことありますか?

試合とかまでそんなに考えていなかったんですけど、この中の人と市のリーグ戦に所属していて、1部〜5部まであるしっかりしているやつなんですけど。そこで結構意識変わったかなって。本格的にちゃんと審判置いて、勝てば4部に上がれるっていうので、年に1回しか試合がないんだけど月1くらい練習試合があるので、そっちの方が本気度が高くて、なので試合に向けてっていう普段の意識が上がったのかなって思います。そういう場に立つと、結構お遊びではなくて。そこで知り合ったメンバーも結構増えたかなって思います。

―アマチュアのバスケットといいながら、こっちでは結構真剣にやっているわけね。そうすると日々のメンテナンスっていう

のは変わってきたわけ？

それをやり始めてから意識は変わったかな。もうちょっとちゃんと筋トレしなきゃとか。

──こっちはいつから始めたの？

３年前くらいです。多分。

変わりましたね。ちゃんとユニフォーム着て、それだけで結構締まるので。最初久々に試合出てすごい緊張していました。高校の時の緊張感じゃないですけど、一応公式戦だし。

──本気、真剣、みたいな感じですか？　気持ちいいの？

はい、気持ちいいです。意図するパスが出ればとか、最後は勝ち負けなので勝てれば。

──長い歴史ですね。

何気に長いですね。こんなにやると思っていなかったですけどね。偶然にも就職してそういう場に出会えたので、奇跡的というか、運が良かったなって思います。

──運命の作業ですね。

運が良かったです。このメンバーに巡り合えていなかったらこんなにやることはなかったので。結局職場替えても続けているし。おかしいでしょって思うかもしれないですけど。

作業の形態：高校時代は生活の中心だったバスケットボールを数年前に再開した。職場ともう１つのチームに

属し、週 1 〜 2 回練習し、試合に参加する。体
力維持、ケガの防止のため自主トレもするように
なった。

作業の機能: プレー中の言葉なしのコミュニケーションで培っ
た信頼感で仲間とプレーすることは充実感、先へ
の期待、希望を作る。継続するために、日常生活
を健康的に管理する。バスケットボールを通して、
自分を感じている。周囲との関係を納得している。
アイデンティティーがここにある。

作業の意味: 仲間と信頼感でつながり、グループに所属し、自分
を確認する。継続したいという将来への力になる。

23. バスケットボールをする（部活）

作業の見方

　望さんは 20 代前半の学生です。中学時代の部活の話をしま
した。

―これはバスケットボールをしているところですか？

　そうですね。中学校時代バスケ部に所属をしていたので、こ
れはバスケの試合をしているところですね。

―バスケットボールはいつからですか？

　小学 5 年生からです。中学校でバスケ部に入るために始め

たっていう感じ
です。

　中学でやる部
活に迷っていて、
小学5年生く
らいから「中学
入ったら部活な
に入る？」って
そういう話題が
出てきて、小学

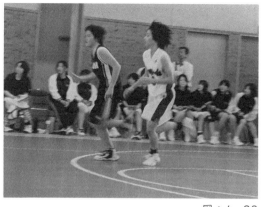

図：4-23

校で入るバスケってミニバスって言うんですけど、それに入れ
ば「私バスケ部入るよ」って言えるかなって思って始めたのが
きっかけです。

―どんな風に練習していたの？

　練習は、毎日です。学校ある日は授業が終わった後、18時
くらいから20時くらいまで毎日。平日は2時間くらい。土日
は午前午後どちらか、試合がある日は1日ですね。でも全然
苦にならなかったです。

―何が良かったの？

　試合に勝てた時の達成感だったり、自分ができるようになっ
た技とか、チームプレーがうまくつながった時とか、コーチが
「お前よくやったな」って喜んでくれた時が達成感がありました。

―学校に行って、授業を受けて、終わったら即行っていう感じ

ですか？

　そうですね。だいたい顧問の先生がいて、先生は学校の仕事もしているので部活に顔を出すのが遅くなっちゃうんですよ。でも女子バスケ部にはコーチが別にいて、コーチが事務員のお兄さんだったので自由がきいて、顧問の先生とは違う関係性で、顧問の先生よりは近い関わりがありました。顧問もコーチもいたので体制的には恵まれた環境でした。

―部員はたくさんいたの？

　私の学年だけで 12 人くらいいて、バスケって 5 対 5 でやるので十分なくらい。3 学年なので 30 人くらいいました。

―いつもそれを楽しみに学校行っていたの？

　そうですね、部活が楽しみで行くっていう感じでした。昼休みとか、コーチ（事務員）がいるところに「やっほー」って言いに行ったり、給食の仕事もしていたので、そこにもちょこちょこ顔を出しに行ったりとか。コーチは試合場面ではすごい怖いんですけど、そういう部活以外の場面ではすごく優しいので、メリハリがあって、怖い印象だけではなくて優しく包んでくれる色々なことを言い合える関係性だったっていうのもありますね。

―バスケってやっているときはどんなでしたか？

　他の先生に言われたんですけど、授業やっているときは優しい感じだけど、試合やっている時は怖いんだねって。私が。

―どういう意味？

　口調がちょっときつくなるんですよね。

―バスケって喋るの？

　フォーメーションとかあるので、「あっち行って〜！　こっち行って〜！」みたいな。もっと多分強かったと思うんですけど。

―そういうのを言う立場なの？　役割とかがあるの？

　そうですね。ポジションであったりして。センターっていって一番ボールをもらったあとに動かすっていう場所なんですけど。あと副部長っていう役割も担っていたので、そこで部活の練習中も声を出すっていう役割を担っていました。

―じゃあみんなに指令を出すって立場だったわけ？

　そうですね、どちらかというと。でも元々指図されて「ほいほい」って動くタイプだったので最初は慣れなくて、誰かやってくれないかなって思っていましたけど。

―小学校の時も毎日やっていたの？

　小学校は土日だけです。

―学校ではなくて？

　別のところです。小学校でやっていた仲間と中学校でやっていた仲間とは違います。

―高校でもやっていたの？

私が通っていた高校には女子バスケ部がなかったので、外部でバスケットサークル探して行くっていう感じでした。

―週に何回も？

週1くらいが限界でしたね。社会人の方が集まっているサークルだったので、そんなに開催されないんです。月4回が最高とか。それくらいに頻度は減っちゃいました。

―でも続けたんですね？

そうですね。チームの連帯感とか。バスケって一人で点数をとる種目ではないので、みんなでできた喜びが大きくて、その時の高揚感がやみつきになってしまったというか。

―練習していてもそういうのはあるの？　試合でやっていて「勝った！」っていうのはわかるけど。練習もきついんでしょう？

そうですね、それでもみんなで汗流している環境を楽しむというか、そういうのもあったのかなって思います。やっぱり中学生って何にしてもエネルギーが有り余っているじゃないですか。それをどこで発散するかですよね。その場所になっていたっていう感じです。座学で座っていなきゃいけない時も「うわ〜〜行きた〜い」って。5限目とか、次は部活ってなるとお尻が上がっちゃうような。

―もしバスケができなかったらどうだったと思う？

有り余るエネルギーを対処しきれずにもっと親に当たってた

かな。反抗してたかなと思います。しっかり中学校くらいで反抗期もあったんですけど、それ以上に強めに当たってしまったかなって思いますね。そこで一緒にやっている姿を送迎とかで親が見ているので、そこでも認められた感があったのかなって思いますね。

―試合に来たりしてくれたんですか?

そうですね。試合会場に行くまでお母さんの送迎が必要だったりしたので、そういう時に見てくれたりしました。

―大学入ってからはどうなったの?

また探して、1期の実習が始まる前までは月1くらいで行ったりしていました。やっぱり中学の仲間がよかったかなって思います。成人式であったりとか、十何人集めるのって大変なので、年1回とか3年に1回とかになっちゃっても集まったりとか。それぞれの歩んでいる道がバラバラなので、もうお母さんになっていたり、金髪ギャルになっていたりとか、「いいね〜そのキャラ!」とか、「変わってないね!」とか。「海外青年協力隊に行ってきたよ」っていう話とか、刺激になりますね。

―どんな刺激がある?

ここの大学にいると、医療系を目指している学生だけっていうところでゴールが見えるじゃないですか。自分も同じ方面を向いているんですけど。例えば違う方面に行った子、外国語をすごく学んでいたりとか。あとは LINE の漫画家になりたい子とか。今は LINE のスタンプを作って小銭稼いでるとか。そう

いうのを聞くと、人生って色んな選択肢があるんだなって思います。ここにいるとこうなりがちっていうか、視野が狭くなってしまう感じがして、でもこの仲間に会うと、「ああこういう世界もあるんだな」って思います。

—今はバスケやってないの？

やってないんですよ。もうやらないかなって思います。色々高校の時とか大学の時とか参加してはいたんですけど、それなりに楽しかったんですけど、ここまでの高揚感は感じられなかったので、何か物足りない。この環境とか仲間があって、自分の成長過程があって、あの高揚感が得られたのかなって。なんとも言えないんですよね、アドレナリンというか。

—自分の持っているものを全部出すっていう感じでしょう？

そうなんですよ。

—そうですか、ありがとう。

作業の形態：小学校からバスケットボールを始め、中学校でバスケ部に入った。多くの時間とエネルギーをこの部活に使った。毎日仲間と練習し、試合に参加した。チームメートに働きかける役割を任せられ、努力した。コーチ、監督は温かく支持し、厳しく指導をしてくれた。親も望さんのバスケットボールを応援していた。

作業の機能：スキルの上達、仲間との連携、信頼できる環境（グ
　　　　　　ループ、親、指導者）への所属、エネルギーの発
　　　　　　散、信頼、期待に応え社会的な成長を果たす。バ
　　　　　　スケットボールを中心に自分の感覚、周囲との関
　　　　　　係を持ち、アイデンティティーを構築している。

作業の意味：この時期のアイデンティティーを構築した。密度
　　　　　　の高い連帯感。それを通した成長。

24．お茶摘み

作業の見方

　静香さんは 30 代前半の女性、お茶農家を長くやっている
80 代後半のおじいちゃんの話をしました。

（静香さん）これはおじい
ちゃんがお茶摘みをしてい
る写真です。私の実家はお
茶農家をやっていて、5月
の写真ですが、一番茶と
言って、この時期が一番忙
しい時期です。もともとお
じいちゃんとおばあちゃん
が中心にお茶を機械で刈っ
たり、お茶工場に持って
いっていましたが、ここし

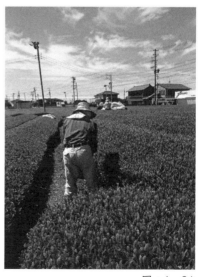

図：4－24

ばらくの間おじいちゃんは体調がすぐれなくて、腰が痛かったり、手足が痛くて、思うようにできなくて、数年前からおじいちゃんは機械でお茶刈りする仕事は止めて、お母さんと交代しています。お茶刈りは二人で機械を持ってやるんですが、重かったり、力がいる仕事なのでできないので、お母さんと代わった。

　おじいちゃんが腰が痛いだの言うので、出てきても、家族からは休んでいていいよと言われるんですが、それでも畑に来てできる範囲で、機械では刈れないところ隅っこの方とか、芽が出ているのでそれを摘む作業もあるので、できることをおじいちゃん見つけてやってます。

―おじいちゃんはお茶農家を何年くらいやってるのですか？
　学校卒業してから。若くして結婚したと聞いたので。15歳くらいからやってます。

―70年くらい？
　そうですね。

―お〜。ずっーと同じところでやってるの？
　そうですね、畑の規模は変わったけど、同じ土地でやってます。

―じゃー、戦争終わったくらいからやっているのかしら？
　そうですね。小学校終わってからって聞いているので。

―戦争が終わって、学校を出て、じゃー、お茶農家しかやったことがないのですか？

そうですね。

**―戦争が終わって、おばあちゃんと結婚して二人でズーッと
やってきた。あなたのお母さんたちが生まれて育てて、という
感じですか？　おじいちゃんって、どんな人ですか？**

　昔は怖い感じで、マナーに厳しい。肘をついて食べたり、そ
の辺に寝転んでいると厳しく「そんなことするな」と、厳しい
感じだったんですけど、最近は耳が遠くなったりとか、丸くなっ
て、前より厳しく言わなくなった。お母さんに聞くと、昔はお
酒を飲んで大変だったと。そんなに優しい方ではない。

―おじいちゃんは、仕事のこと、お茶のことで何か言いますか？

　お茶の値段が下がっているとか、景気が悪いとか言ってます。
身体が思うように動かなくて、私の母に色々やってもらって悪
いとか、そういうことも言ってます。

―お母さんが継いだということになるの？

　そうですね。去年私の父が定年になって、今は父と母が中心で。

**―おじいちゃんとおばあちゃんが主体でやって、だんだん機械
でやるのが難しくなってきたから、お母さんが手伝うように
なって、お父さんもそこに入ってきてという感じですか？　娘
に悪いねと、おじいちゃんが言うのですね。**

　母親からすると、おじいちゃんはお茶の仕事に厳しいと、元々
のやり方があるので、思うところがあるので、おじいちゃん頑
固で、厳しく言ったりするみたいなんですよ。でも、私と話し

ているときは、おじいちゃんは娘に対してありがたいと思うとか、申し訳ないと思っているとか言う。私が外から見てるおじいちゃんの姿と、母親から見えるおじいちゃんの姿は違う。

―こんな感じ？　おじいちゃんはズーッとやってきて、お茶を作るのは自分にとって大切なことだけど、だんだん身体が動かなくなって、でも自分のやり方があるので、継いでくれたお母さんにもそれをやってほしいけれども、ちょっと意見が食い違うこともある。
とにかく、おじいちゃんはズーッとお茶作りを続けていたいと、腰も痛い、機械も動かせないけれども、機械でやれないようなところをやって、それはそれで嬉しそうという感じ？
　そうですね。ここが居場所という感じです。自分一人だけ家にいるのも寂しい。ここ（畑）にいて一緒に何かをしているのが、おじいちゃんにとっては安心とか、まだ役に立ててるとか。

―意味ある作業じゃない？
　そうですね。本当に。

―おじいちゃんに聞いてみたことありますか？
　聞いてみても、私が求めているようなことはなくて。これやることが当たり前で、ずっとやってきたことなので。特にこれをやることがどうのというのはないようで。でも、なんか、ここに来て身体を動かすことが、気持ちいいとまでは言ってないけど、お茶刈りの時期とか、畑見に行ったりとか、昔は工場の仕事をしてたので、朝４時くらいに起きて、習慣になってた

のかなと。今そういうのが好きなのかなと。

—生活の中心になっていたのかしら？　そこに住んで、朝4
時から一日中、ごはん食べたりするけど、後はずっと仕事して
いるわけでしょう？　70年近くも。できない部分がだんだん
出てきたのでしょう。でも、出てきたいわけでしょう？
　アイデンティティーと言う言葉を知っていますか？　じい
ちゃんはお茶作る人なんじゃない？　家族を養うとか、お金の
ためだけじゃなくて、お茶作ることがおじいちゃんのアイデン
ティティーなんじゃないですか？　家族の人も、こうやったら
おじいちゃん続けられるよね、と、見ている？
　機械が入らないところを自分で見つけてくる。おばあちゃん
は割と冷たくて、腰が痛いと言うんなら、休んでいればいいと。
それでも、おじいちゃんは、ヒョコヒョコやって来てやってる
ので、自分からという感じです。

—家族は心配だけど見守っている感じ？
　来れてるからまだ元気でいられるんだなと。
　おじいちゃん一時期は畑にも全然出て来れないこともあった
ので、通院して。これはちょっと回復してきたときの写真で。
これくらい動けるんならいいよねと、家族は言ってました。

—来れないときはおじいちゃんは何か言ってましたか？
　「畑も行きたいよ。痛い痛い」と。

—今は好きなお茶仕事ができてよかったね、とみんな見ている

のね。

「そこまでしなくてもいいのに」と言いながら。

―もしお茶摘みできなかったら、どうなると思う？
どんどん弱っていくと思う。

作業の形態：70年間お茶作りをしてきた祖父は体調がすぐれ
　　　　　　ず、機械を使うお茶刈りができないので、娘に交
　　　　　　代したが、今も自主的にお茶摘みに出ている。家
　　　　　　族は一緒にお茶作りをしながら、見守っている。

作業の機能：お茶作りは、祖父のアイデンティティーを作って
　　　　　　きた。現在のお茶摘みは、人生の最盛期から次の
　　　　　　段階への移行を促している。お茶摘みは、お茶農
　　　　　　家としての居場所に参加すること、安心して楽し
　　　　　　んでいる。

作業の意味：自分のアイデンティティーを作ってきた作業に参
　　　　　　加している。

作業の見方

25．田植えをする

　桃子さんは20代前半の学生です。幼稚園のときの田植えの
話をしました。写真の真ん中で田植えをしているのが桃子さん。

―桃子さん、この時何歳でしたか？

　幼稚園の年長さんなので、5-6歳のとき。

―何してるところ？

　近所の田んぼで田植えをしているところ。田植えと稲刈りと脱穀も幼稚園でやってた。

―一年がかりでやってたの？

　そうです。最後はお米を食べるという。

―これは幼稚園の田んぼなの？

　近所の人の田んぼです。近所のおばさんの田んぼを幼稚園が借りるという形で。

―ここは稲作地帯なのですか？

　近所は農地が多くて、米どころなので、田んぼ、畑が多い地域で、自分の家族や近所に配る分を作っていて、特に専業農家が多いわけではないけど、余ってる畑とか田んぼを貸してくれる。小学校には、別の農家さんが田んぼを貸してくれていた。幼稚園の時は、こ

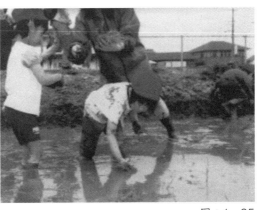

図：4-25

の農家さんが貸してくれていた。

―あなたの地域では、小さい子に稲作に親しんでもらおうという感じですか？

地域で子どもを育てようという慣習が結構強いところで、横のつながりが強い、地域が密に関わるというか。だから私の家も畑があって、その畑にアオムシがいると、幼稚園で行ってもいいですかとなって、幼稚園の子どもたちがアオムシを取りに来るというのがある地域だった。地域のつながりが強かった。

―アオムシ取ったりしてたの？

アオムシを取って、蝶になるまで飼ったり。そういうのが強いところ。

お祭りが近くなると、近所のおじさんたちがハッピを着て幼稚園にやって来て、お祭りの練習したり、踊りとか、太鼓の練習をした。夏祭りが盛んなので、ラッパを吹いて、よいしょーと、言ったりして。全然知らない人の上に乗ったりして。

―おじさんたちと一緒にお祭りの練習をしてたのね。

幼稚園内で、誰だかよくわからない人と一緒にお祭りの練習をしていた。私が小さいころは、近所の人と仲良くしていくという形が強くて、知らないおじさんでも、近所の人として接するというのが強かった。

―桃子さんも、地元はいいなあという感じだったの？

そう。みんな知ってるので、住んでる人が顔見知りなので。「清

掃があります」と告知があったら、私も参加して、ドブ掃除を
していた。すごく横のつながりが強い地域なんです。

―自治会活動が盛んなところ？

そうです。よいことでも、悪いことでも、すぐ噂になる。み
んながお互いに知っている地域です。

―これはそういうところで？

近所のおばさんが貸してくれた田んぼで、田植えをして、稲
刈りの時期になったら、稲刈りをして、脱穀のところを見たり
してた。刃がついた機械に稲を入れていくと、カリカリ出て
くるのを見てました。できたお米を彩あざやかな3色にして。
そこから交通ルールにつなげていくんですけど、黄色と赤と緑
のおにぎりを作りました。それも、近所の人が手伝ってくれた。
近所のおじさん、おばさん、子どもたちの親が出てきて、手伝っ
てくれた。一緒にやっていた。

―子どもはどんな感じなの？

結構楽しみにやっていた。最初は「いや～（嫌～）」と言っ
ているが、途中から泥だらけになってやってた。今でも小さい
子どもたちがやっている。私はもう記憶がなかったんだけど、
先日、この畑は自分の近所なので、そこから声が聞こえてきて、
「はい、一列に並んでください」とやっていた。子どもたちが、
「お願いしま～す」というのも聞こえてきた。「ありがとうござ
いました」も、大きな声で言ってるのが聞こえて、泥だらけの
子どもたちが幼稚園の方に戻っていってた。私は、「やってる」

と思って見ていた。

―今見てたら、どんな感じ？

　懐かしい感じ。それと、やったなあ、という感じ。私もやってたなあと。

　小学校では、合鴨を放流してた。懐かしい気持ちと、久しぶりに入りたくなる気持ちと。

―おじちゃんも、おばちゃんもみんな馴染みになる感じですか？

　そうですね。新しい人も来ないところ、新しい家も建たないところなので、新しい人が来たら、挨拶回りしないと、「は〜？」と言われるところ。

　周りの人と距離がない感じで、色んなことを経験させてもらっているので、田植えも、稲刈りも、他にも、幼稚園が自由にやっていいよと言う感じだったので、何でも取り入れてやってみればという感じだった。料理もやった。おにぎりや白玉団子を作った。

　家族も参加するゲームがあった。親も幼稚園にやってきた。みんな知っていた。

作業の形態：桃子さんの地元は密に交流するコミュニティーである。桃子さんの幼稚園では、地元の人々が幼稚園の活動に参加し、子どもたちと米作り、祭りの踊りや太鼓の練習をしていた。桃子さんは地元の人たちと楽しんでいた。今も、同じような活動が

続いている。

作業の機能：作業を通して、地元の文化、習慣を教える。学ぶ。
子どもたちは地元に馴染む。安心して、色んな作
業に挑戦する。

作業の意味：地元に馴染んで、コミュニティーの一員になる。
作業を次の世代につなぐ。

作業の見方

26．古武道

　徹さんは60代後半の男性、2年前に退職した。趣味の古武
道と空手について話しました。

**―いつ退職されたんです
か？**

　2年前までは嘱託ってい
う形で残りました。しばら
くしたら滅入っちゃうんで、
教員と関係ない仕事を見つ
けて、今は週に半日ずつ
2回、商品を並べるアルバ
イトをやってます。これが
結構頭を使っていいんです。
男の人は使えないんじゃな

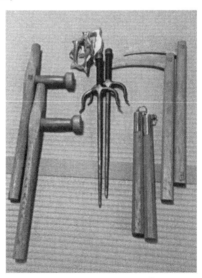

図：4－26

いか、65歳以上はみんな続かなかったんでだめだろうって言われたんですけど、1年半続いています。

―それでは今日持ってきた写真を見せてもらっていいですか？

　これが、手にはめるテッコウっていって、鉄の甲ですね。これはトンファーっていう、ぐるぐる回したりしてここで攻撃受けて。沖縄古武術で使うんです。……木でできています。刃がついているとやっぱり危ないんで。本当はここに刃がついています。

―この古武術はいつからやっているんですか？

　僕は59からちょうど8年目ですね。空手と一緒に。……小さいころ空手をやったことがあるんで、空手だなって思って。

　もう退職間近だし、子どもたちも大きくなっていたし余裕もあったんで、今までは水泳をずっとやっていたんです。水泳は仕事で使えるし学校のプール使えるんでやってたんですけど、ちょっと頸椎かなんかやっちゃって自信なくして。バタフライだとか平泳ぎはやめた方がいいって言われて、それが一番好きだったんで。自信なくしてたら、たまたまそういう時に空手に行って、実はこっちの方が負担はかかるんですけど。すぐ調子悪くなっちゃってお医者さんに行ったら、老化によるものだから痛み止め打ってあげるから空手やっていいよって言われて。それでもういいやと思って思い切りやっています。極真空手です。オリンピックみたいに寸止めではなくて、止めないんです。相手に効いてなんぼかっていうやつなんです。だからいくら速くても効かなければ意味がないんです。

―怪我されたことあるんですか？

　昇段試験の時に失敗してこのへんが紫色に腫れ上がってましたね。医者へ行ったら「何したんだ？」って言われて。でも最近はずっとやって武器術を週2回、空手を4回やってますから、ほとんど毎日やってるわけです。だから身体はできていくんですね。おかげ様で動きは若いのに負けないくらい早いんです。身体小さいから速くないとやられちゃうんです。しょっちゅう動いて、動いて。みんな大抵僕よりでかいですから。結構身体は強くなった気がしますね。結構黒帯になることが難しくって僕は4年間ずっと1級でいたんですけど、黒帯とるためには棒を吊り上げたりして体力検査をしたり股割りしたりと色々あるんです。それからコンタクト……初段は10人組手を続けてやらんといかんのです。体力尽きたころに10人と戦って勝たないといかんので、結構もう最初から一発頭を蹴られてくらっときたり、もうダメかなと思ったりして。なのでやり切ったときにはすごい嬉しかったですね。

―どうしてそんなに長く続けていらっしゃるんですか？

　やっぱりやりだすと面白いんですよね。昔から格闘技好きだった。

　小さい時から刀作ったりそういうのが好きだったんです。そのままガキのまま。

―やっている時の気持ちってどんなですか？

　終わったらすごく覚醒しますね。組手なんかもお互いにどつき合っているから、お互いに喧嘩でもしている感じで必死です

ね。終わった後の車内でオーディオの聞こえがすごくいいんですよ。うちの車こんないい音したっけ？ってくらい。耳が覚醒するんですよね。……空手やりに行くときはちょっと緊張しますね。今日やり切れるかなって。普段自分だけだと200本も蹴りやるなんてできないですから、それをみんなでやって、力抜くなっていうから、全力でやっています。

　師範はずっと見ていてくれるんです。だから一番声も出さないといけなくて、常に見られている。だから走って帯なんてつけている暇もないくらい。で、みんな終わって疲れて、「そろそろ徹さん行く？」って言われて、10人組手に向けてさらに組手が始まるんです。だからそのころは自分でも怪我したなんて言ってられないじゃないですか。指なんてもうしょっちゅうテープでぐるぐる巻いてなんとかもたせながら。それやるのに本当に苦労して。

―毎回全力投球という感じですか。
　そうですね、黒帯挑戦する4年間っていうのはすごい自分なりに努力しましたね。

―どうしてそんなに頑張ったんですか？
　不思議ですね。僕はやり始めると意外と燃える方ですけど。

―じゃあ自分の体力の限界に持っていくってそういう感じですか？
　そうですね。

―もしこれができなかったら？

　なんかやってたでしょうね。偶然です。たまたま棒術があって行ったんです。

―**身体を使って戦うようなことを毎日やっているわけですね。それが全部できなかったらどうでしょう？**

　今僕が心配しているのは、今犬がいるでしょ。犬と散歩してますよね。この犬がいなくなったら俺ショックだよなって思うのと、今空手ばっかやってますから、そろそろ限界もありますよね、できなくなったときに。これからどうしていくのかって若干不安があるんですよ。でもその時はその時だなって思って、今常に、今日やれるかなって思う時もあるんですけどね。でもまだ動いてるんで、これが全くできなくなった時はまたなんか生きがい探すでしょうね。しないとやっていられませんよね。だってここにいると何にもやることないですから。本ばっか読んでても身体痛くなっちゃいますから。本当退職するってのは大変だなって思いましたね。女の人なんか楽しみ持って旅行行ったりしますけど、僕は電車乗るのも嫌ですね。行きたいなんて思わないですから、家の中でゴロゴロしてますから。

―**じゃあすごく活動的なのは、犬と散歩に行くのと、この武術と……。**

　あとバイトの時と。その時は必死で働きますね。……昔はこれで命のやりとりやってた武術ですからね、オリンピックの種目になりそうな空手と違って、本当に反則とかないんですね。どうやってやっつけるかっていうことですから。

―集中して精一杯やっていくっていう感じですか？

そうですよね、なんだって水泳やっていた時も僕そうだったんですけど、コーチがメニュー書いていて、最初アップで800泳ぐとかって。一人じゃとてもできないけどみんなが列になって泳ぐってなると必死で泳いじゃうとこありますね。水泳なんて1時間くらいですから、1時間休まず必死で泳ぎますね。どのスポーツだって同じだと思います。ダラダラ練習するってあんまりないと思います。汗ふくのも稽古中は勝手にできないんです。「水飲んでください」とか「汗ふいてください」って言われた時以外できないんです。厳しいんです。……細かいマナーがいっぱいあって。

―そういうのってどんなんですか？

僕にとっては新鮮でしたね。過ごしやすいですね、全てが序列ですから、全てが決まっている。安定した人間関係ですね。

―じゃあそれで落ち着くのですね？

無駄な話しないし、道場の中じゃ「オス」しかないですから、なんか言われたら「オス」って大きな声で。帰る時も。今日スポーツジム行くんですけど、入り口のところでモップかけてありがとうございましたって行くでしょ、僕のところは違うんです。みんながモップかけて「オス、オス」って出てきて、みんな序列で並んで先生が出てくるのを待つんです。一番最初から最後に白帯が並んで。みんな見ている人は、何だ？あの集団は、ってなるわけです。メールもそうだししゃべる時も「オス」ってつけるんです。

―そうやって何年も先生のところでやっていて、さっき言われた、教わってずっとやって上がっていくわけですよね。それってどんな感じですか？

　上に行くっていうのは、自分が目標立てないとうまくならないですよね、絶対。そこまで行こうってならないと人間その時の稽古だけになっちゃいますから。振り返ってみると基本が全然できてなかったりとか、うちは先生がビデオをしょっちゅう撮ってくれますから、ビデオを見て自分の動きを見てみて、違うって言われたのは必ず直していくっていうのが約束ですから。できるかできないか別として、こいつはそれなりに努力したなっていうのは大事なことなんで、言われたことは必ずメモしときます。

―そうやって上がっていくっていうのは、ある種達成感みたいなのもありますか？

　ありますね。やったときは、組手やるとみんなが拍手してくれるし、先生が写真とってくれるんですけど、それが貼ってあるんです。

―それは自分にとっては誇らしいですね。

　誇らしいっていうか、あの時は頑張ったなっていうね。だから好きですね、そういうの。

作業の形態：幼少期から格闘技に興味があった。退職前に空手
　　　　　　と古武術を始めた。ほぼ、毎日どちらかをしてい
　　　　　　る。決められたやり方で、集中して、全力で身体

を動かすと、リフレッシュする。

作業の機能：危険に注意を集中して、体力の限界に挑戦して身体を動かす作業は、意識を集中し、覚醒する。自分を感じる。このように時間を過ごすことが必要。スキルの向上は、周囲に認められ、自分に達成感をもたらす。

作業の意味：決められたやり方で上を目指して、体力の限界に挑戦して意識を集中して身体を鍛えることで自分を確認する。

27．伴走をする

作業の見方

　玲子さんは30代後半の女性です。体力づくりのためにマラソンを始め、頼まれて伴走をするようになりました。その伴走について話しました。

―始めに伴走について話してください。

　伴走者は、目の見えない、あるいは、見えにくいランナーの横に並んで、走ります。ランナーと互いに伴走ロープという輪っかを持ち、合図を出しながら走るというものです。

―（写真を見ながら）手にしている黄色いのが伴走ロープですか？

伴走者は伴走ロープを手に持って、ランナーの腕振りや足の歩幅に合わせながら、「この先カーブになってます」とか、「上り段差です」とか、「下り段差です」とか、「車来てます」、「ちょっと避けます」、そういう声をかけながら、道を走っていきます。

私の地元には伴走の会があって、みなさんメーリングリストに入っています。

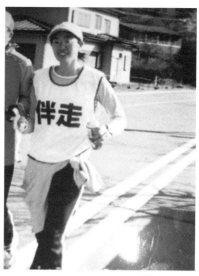

図：4−27

……走るのが好きな人同士が集まる感じで、走るのに余裕のある人がお互いに集まって、人数が足りてれば開催になる。色んな人がいますね。会社員、医療職とか。

―あなたが伴走を始めたきっかけを話してください。

社会人になって、剣道を始めて、体力作りのために走り始めた。とても面白くなって、フルマラソンに参加した会場で仕事の知り合いに、視覚障害者の方を紹介され、忘年会に参加した。「今度走ってよ、一緒に」と言われ、「そうですね」と。シティーマラソンに出たのが最初で。そこから輪が広がって、視覚障害者団体のランナーも横のつながりがあるので、大会で会ったり、紹介され、知り合いが増えていった。

—この写真の伴走について話してください。

赤い服の方（写真に写っているランナー）は、伴走の会のお一人なんです。私の実家の近所の方で、マラソン走るのが大好きで、正直言って、私より体力がある。最初は、その場駆け足で、ランニングマシンを購入して一人でずっと走って、少しずつマラソン大会、ウルトラマラソンに出るようになって、その方から、「玲子ちゃん、ウルトラマラソン一緒に走ってよ」と言われて、素直に、「ああそうか、走るのか」と思って。

（練習のために）その方のお家に私が車で行って、その家の近くの海沿いとかを午前中に出発して夕方に戻るというのを、多い時は毎週くらいやっていた。

写真は、マラソン当日、このランナーの家族の方が応援のために路上で、「笑って」と声をかけて撮ってくださった。途中で会えたのはうれしかったので、こんな満面の笑みです。ウルトラマラソンなので、結構長い距離を走る。走っている間も、その前も、スタート地点まで誘導したり、トイレ介助したり、補給の時は、飲み物や食べ物を渡してあげます。何があるのかこの方はわからないので、説明するんです。塩があるとか、チョコレートがあるとか、アンパンがあるとか、水があるとか、アクエリアスがあるとか。説明して、「ほしい」と言われたら、それを取って。私も一緒に飲むわけです。

路上のコースなので、ガイドしている間中、しゃべっているんです。「何メートル先がカーブです」とか、「しばらく平坦です」とか、「後ろから車来てますから気をつけてください」とか。ペースもそうなんですが、相手に合わせてやっていくのは大変ではあるんですが、楽しさもある。

大会は走るのが好きな方がいっぱい集まっているので、これ自体が一つのフェスティバルというか、お祭りみたいな感じなんです。顔馴染みの人もそうじゃない人もいるんですが、もう会えば仲間みたいな感じ、知り合いとかそうじゃないとか関係なく、みなさん気さくに話してくださるし、私も話しかけられるのが楽しくて。大変ですが。

―何が大変なの？

　普段の練習では、自分がへばっちゃうとそこで動けなくなっちゃうんです。だから責任がありますし、身体が疲れるのもある。夏山を走るとき、トイレはあるんですけど、自販機のない山の中を走るときは、補給用の飲み物を背中のリュックに背負って、手にもペットボトル持って、右手には伴走ロープを持って、ガイドしながらずっとしゃべってるんですよ。時々「私何やっているんだろうか？」と思うことがあるんですけど、走り切ると達成感があります。

　走っていると自分自身も気持ちがしっかりしてくる。走る前は、結構考え方が後ろ向きで「無理じゃないの？」と思うこともあったんですよ。それが、走り始めてからは、もうちょっと行けるんじゃないのと、もうちょっと行けるんじゃないと思っているうちに終わったりする。ですから、大学に入る時とか、受験とか大学の勉強とか、楽じゃないことがあるけど、走っているおかげで色んなことを乗り越えてこられたかなと思う。

　ランナーも私と同じような乗り越える経験をするようで、あるランナーは、最初は歩くだけのお付き合いだったんですけど、本人が間違ってフルマラソンにエントリーしたので、「どうし

ようね」と話し合って、「でも、走るしかないよね」ということになり、まずハーフマラソンに参加することになり、ぎりぎりだったけど完走したんですよ。そしたら本人自信がついてフルに参加して、最後歩きながらゴールすることができた。それ聞いて、「あっ、うれしい」と、思ったんです。だから、相手の喜びもあるし、こっちもうれしくなる。色んな喜びがある。走っていて思ったことです。

　写真に話を戻します。この伴走は富士五湖のウルトラマラソンの時ですね。一人伴走だったので大変だったけど、大変大変と言うけど言うほど大変じゃないです。朝5時にスタートして富士山の周りの湖を回って夜に戻るコース。終盤は結構感動するんですよ。最初にゴールしたランナーたちがゴール前で応援してくれるんですよ。

―それは感動的ですね。

　時間がギリギリになってくると、その励ましが過熱してきて「おおー、頑張れ。もう少しだぞー」と、何故ここまで応援してくれるんだろうというくらい応援してくれるんです。さらに、ドラマチックなのは、ゴールの手前が心臓破りの坂なんですよ。だから、もうみんなだいたい歩いているんですよ。墓場に戻っていくゾンビみたいで、みんな歩いているんですけど、それでも、声をかけてくれる人が一人二人じゃなくて何十人もの人が声をかけてくださって、図らずも涙が出てしまう。この方（ランナー）に教えてもらって私も体力がつきましたし、自信もついたと思うし、その先の人生も変わったんじゃないかなあと思う。

―伴走は大きなことなんですね。

　これだけ影響があるとは思わなかった。それから、楽しいこともあるんですが、やっぱり反省点もあるわけで、誰かの伴走をするとなれば、走るだけの要素ではない。色々細かく指示が欲しい人もいれば、トイレに連れていくとか、ご飯食べに行くとかも出てくる。それに合わせるのも醍醐味の一つではあるんですが、相手に合わせようとし過ぎて自分がモヤモヤしちゃうことが時々あったわけですよ。

　私もやってあげたいという気持ちが先走ってしまって、無理にでも相手の都合に合わせなきゃということがあって、ただ、ボランティアではない要素が強いので、知り合い同士が都合をつけて走っているという。お互いの状態や立場を想像するのが難しくなって。例えば、こちらが予定を無理に合わせたりして、向こうはそれに気づかなかったりして。だから、できないことはできないと言わないと、こっちが大変になるだけだなあと。それが続くと相手にも迷惑になる結果になるなあと思ったので、ここまではできるけど、ここからは無理ですよということを角が立たないようにちゃんと説明しないといけないというのは何回も思いましたね。

作業の形態：ランニングの愛好者が、視力障害のあるランナーの依頼を受けて、マラソン大会や練習で一緒に走る。玲子さんはこの共通の目標のため、ランナーの練習の段階から長期間にわたり伴走した。伴走は体力を必要とするだけでなく、ランナーの身体の動きに合わせて走りながら、進行状況や周囲の

様子に注意を払い、状況を伝え続け、飲み物を含め、安全と体調管理を行う。

作業の機能：伴走者はランナーと歩調を合わせるために、意識的に体の動きを合わせる。体調管理、周囲の状況、レース展開に気を配る。伴走を通して、一体感が強まる。完走した時の、達成感は感動的であり、参加した人々と喜びを共有する。半面、伴走は心身ともに過酷な作業であり、伴走者は、目的達成と安全管理に責任を持つ。共有する目標達成のため、伴走者は自分の都合やスケジュールを調整する必要もある。伴走を通して、適応の挑戦を受けたことが、玲子さんの成長の機会となり、ランナーの成長も喜べるようになった。

作業の意味：他者のために何かすることには価値がある。走ることに価値を置く人がもう一人が走れるように協力する過程で、両者は走る喜びを共有する。伴走は身体の動きを合わせ、状況を共有し、高い目標に挑むので、両者の一体感が強くなる。安全確保および体調管理を含め伴走者の責任は大きい。練習段階から長期間ランナーと目標を共有する、責任の大きい、心身両面で過酷な挑戦だった。自分の生活の都合やスケジュールを調整することに苦労したが、伴走が続けられるように適応したと考えられる。

最後に

　この本は、作業についてもっと知りたい、すっきりと納得したい、自分の感覚で理解したいという人に贈り物をするつもりで書きました。私自身は作業がよくわからないというところから出発しましたが、作業科学の考え方を足掛かりに、よく見えない、複雑な作業と健康を探索できるようになりました。我々は生活、人生の中で、周囲の環境を含めた状況に対処してなんとか良い状態（ウェルビーイング）に達しようと反応しては、作業を繰り出しています。繰り出しながら生きていることが腑に落ちるようになりました。すっきりしました。この作業の見方を獲得することを目的に、写真の力とお話の力を使って、「作業的写真」というプロジェクトにしました。みなさんも、是非作業的写真を実践し、作業を通して生き続ける経験を実感してください。作業は複雑で、捉えどころがないと嘆くあなたのために役立てばと思っています。

　「作業的写真」は、作業に近づいて、馴染むための方法です。作業を理解する方法でもあります。あなたが納得すれば、しめたものです。是非、繰り返し繰り返し実践してください。すぐ使えるように、ワークシートをおまけにつけておきます。作業的写真の実践に役立ててください。あなたの実践が身につくことを願っています。

　最後の最後に、本書の完成に援助いただいた数えきれない皆様に感謝を申し上げます。各地の勉強会、ワークショップ、教室で、写真を持参して話をしてくださった参加者の皆様、その

話にともに耳を傾け作業を理解しようとされた皆様、その経験からコメントをくださった皆様、なにより私のインタビューに答え、写真とともにインタビューの掲載を許可してくださった皆様に、心より感謝を申し上げたい。このプロジェクトを始めた頃に協力いただいた関東作業研究会の皆様に感謝を申し上げたい。この10年間、作業的写真を私と実践し続けたウチソト勉強会の皆様に感謝申し上げたい。息切れしそうになった私の背中を臨床家の声で押してくれた中間知子さんに感謝申し上げたい。私の話をいつも傾聴してくださったZemke先生に深く感謝申し上げたい。私はたくさんの皆様とのやりとりを通してオオカミ少年にならずに本を完成させることができました。本当にありがとうございました。

2020年11月28日　　小田原悦子

「作業的写真」ワークシート

写真を貼りましょう

話し手：

聞き手：

インタビューの日付：

意味ある（大切な）作業の名前：

状況：

作業の形態：

作業の機能：

作業の意味：

文献

第 1 章

Clark, F. & Larson, E. (1993). Developing an academic discipline: The science of occupation(ある学問を発展させるということ：作業科学). In H. Hopkins, & H. Smith (Eds.), *Willard and Spackman's Occupational Therapy* (pp. 44–57). Philadelphia: Lippincott.

Clark, F., Wood, W., & Larson, E. (1998). Occupational science: Occupational Therapy's legacy for the 21st century(作業科学：作業療法の 21 世紀への贈り物). In M. E. Neistadt & E. B. Crepeau (Eds.), *Willard and Spackman's Occupational Therapy* (pp.13–21). Philadelphia: Lippincott.

Larson, E., Wood, W., & Clark, F. (2003). Occupational science: Building the science and practice of occupation through an academic discipline(作業科学：学問を通して科学と実践を構築する). In E.B. Crepeau, E.S. Cohn, and B.A. Schell (Eds.), *Willard and Spackman's Occupational Therapy* (pp.15–26). Philadelphia: Lippincott.

日本作業療法士協会　会長挨拶　https://www.jaot.or.jp/about/president/ (参照 2020–06–22)

上田敏 (1971). *目でみるリハビリテーション医学*. 東京：東京大学出版会.

World Federation of Occupational Therapists. About Occupational Therapy. https://www.wfot.org/about/about-occupational-therapy (参照 2020-06-22)

Yerxa, E.J.,Clark,F.,Frank,G.,Lackson,J.,Parham,D.,Pierce,D.,Stein,C.,&Zemke,R.(1990).An introduction to occupational science: A foundation for occupational therapy in the 21st century. *Occupational Therapy In Health Care*,6(4),1-17.

Yerxa, E. J. (1993). Occupational science: A new source of power for participants in occupational therapy. *Journal of Occupational Science*, 1(1), 3-10.

Zemke, R. & Clark, F. (1996). Preface. In R. Zemke and F. Clark (Eds.), *Occupational Science: The Evolving Discipline* (pp. vii-xvi). Philadelphia: F. A. Davis.

第 2 章

Christiansen, C.H. (1981). Toward resolution of crisis: Research requisites in occupational therapy. *Occupational Therapy Journal of Research*, 1, 115-124.

Christiansen, C. H. (2008). A contextual history of occupational therapy. In B. A. B. Schell, G. Gillen, & M. E. Scaffa (Eds.), *Willard and Spackman's Occupational Therapy* (pp. 9-34). Philadelphia: Lippincott.

Clark, F. & Larson, E. (1993). Developing an academic discipline: The science of occupation(ある学問を発展させるということ：作業科学 http://www.jsso.jp/literature.html). In H. Hopkins, & H. Smith (Eds.), *Willard and Spackman's Occupational Therapy* (pp. 44-57). Philadelphia: Lippincott.

Clark, F., Wood, W., & Larson, E. (1998). Occupational science: Occupational Therapy's legacy for the 21st century(作業科学：作業療法の 21 世紀への贈り物 http://www.jsso.jp/literature.html). In M. E. Neistadt & E. B. Crepeau (Eds.), *Willard and Spackman's Occupational Therapy* (pp.13-21).

Dunton, W.R. (1919). *Reconstruction therapy*. Philadelphia: W. B. Saunders.

Harper, D. (2002). Talking about pictures: a case for photo elicitation. *Visual Studies*, 17, 13-26.

Kielhofner, G., & Burke, J. (1977). Occupational therapy

after 60 years: An account of changing identity and knowledge. *American Journal of Occupational Therapy*, 31, 675-689.

King, L. J. (1978). Toward a science of adaptive responses. *American Journal of Occupational Therapy*, 32, 429-437.

Larson, E., Wood, W., & Clark, F. (2003). Occupational science: Building the science and practice of occupation through an academic discipline(作業科学：学際を通して科学と実践を構築する http://www.jsso.jp/literature.html). In E.B. Crepeau, E.S. Cohn, and B.A. Schell (Eds.), *Willard and Spackman's Occupational Therapy* (pp.15-26). Philadelphia: Lippincott.

Meyer, A. (1922). Philosophy of occupational therapy. Archives of Occupational Therapy, 1,1-10. (Reprinted in *American Journal of Occupational Therapy*, 31, 639-642,1977.)

Peloquin, S. M. (1991a). Occupational therapy service: Individual and collective understandings of the founders, part 1. *American Journal of Occupational Therapy*, 45,352-360.

Peloquin, S. M. (1991b). Occupational therapy service: Individual and collective understandings of the founders, part 2. *American Journal of Occupational Therapy*, 45, 733-744.

Polkinghorne, D. (1988). *Narrative knowing and human sciences*. Albany: State University of New York Press.

Reilly, M. (1958). An occupational therapy curriculum. *American Journal of Occupational Therapy*, 12, 293-299.

佐藤剛 (1986). 作業療法領域の研究テーマの概観—日本と米国—これまでの日米の OT 理論の分析とこれからの日本の作業療法の展望. *理学療法と作業療法* 20(4).

鈴木明子 (1986). *日本における作業療法教育の歴史*. 札幌: 北海道大学図書刊行会.

Yerxa, E . J.(1981). A developmental assessment of occupational therapy research in 1981. *American Journal of Occupational Therapy*, 35,820-821.

Yerxa, E. J. (1990). An introduction to occupational science: A foundation for occupational therapy in the 21st Century. *Occupational Therapy in Health Care*,

6(4), 1-17.

Yerxa, E. J. (1998). Health and the Human Spirit for Occupation. *American Journal of Occupational Therapy*, 52, 412-418.

第3章
Harper, D. (2002). Talking about pictures: a case for photo elicitation. *Visual Studies*, 17,13-26.

Polkinghorne, D. (1998). *Narrative knowing and human sciences*. Albany: State University of New York Press.

著者紹介

小田原悦子（おだわら えつこ）
作業療法士資格取得後臨床勤務、作業療法教育に従事。南カリフォルニア大学作業科学作業療法学部修士課程と博士課程を修了、2006年作業科学にて博士号取得。2018年まで聖隷クリストファー大学にて学部と大学院教育、研究に従事。作業科学、作業療法関連の論文と学術報告多数。10年以上にわたって「作業的写真」ワークショップを大学の授業、勉強会、研修会で開催。日本作業科学研究会会員、日本作業療法士協会会員、日本作業科学研究会元理事、世界作業科学研究会元理事。

作業を基盤に、我々の健康と幸福を考える
「作業的写真」プロジェクトとは

2021年5月26日　第1刷発行

著　者　　小田原悦子
発行人　　久保田貴幸

発行元　　株式会社 幻冬舎メディアコンサルティング
　　　　　〒151-0051　東京都渋谷区千駄ヶ谷4-9-7
　　　　　電話 03-5411-6440（編集）

発売元　　株式会社 幻冬舎
　　　　　〒151-0051　東京都渋谷区千駄ヶ谷4-9-7
　　　　　電話 03-5411-6222（営業）

印刷・製本　中央精版印刷株式会社
装　丁　　弓田和則

検印廃止
©ETSUKO ODAWARA, GENTOSHA MEDIA CONSULTING 2021
Printed in Japan
ISBN 978-4-344-93461-0　C0047
幻冬舎メディアコンサルティングHP
http://www.gentosha-mc.com/